「うつ」からの回復：
新しい心理社会療法

Psycho-Social Therapy

黒川昭登 *KUROKAWA Akito*

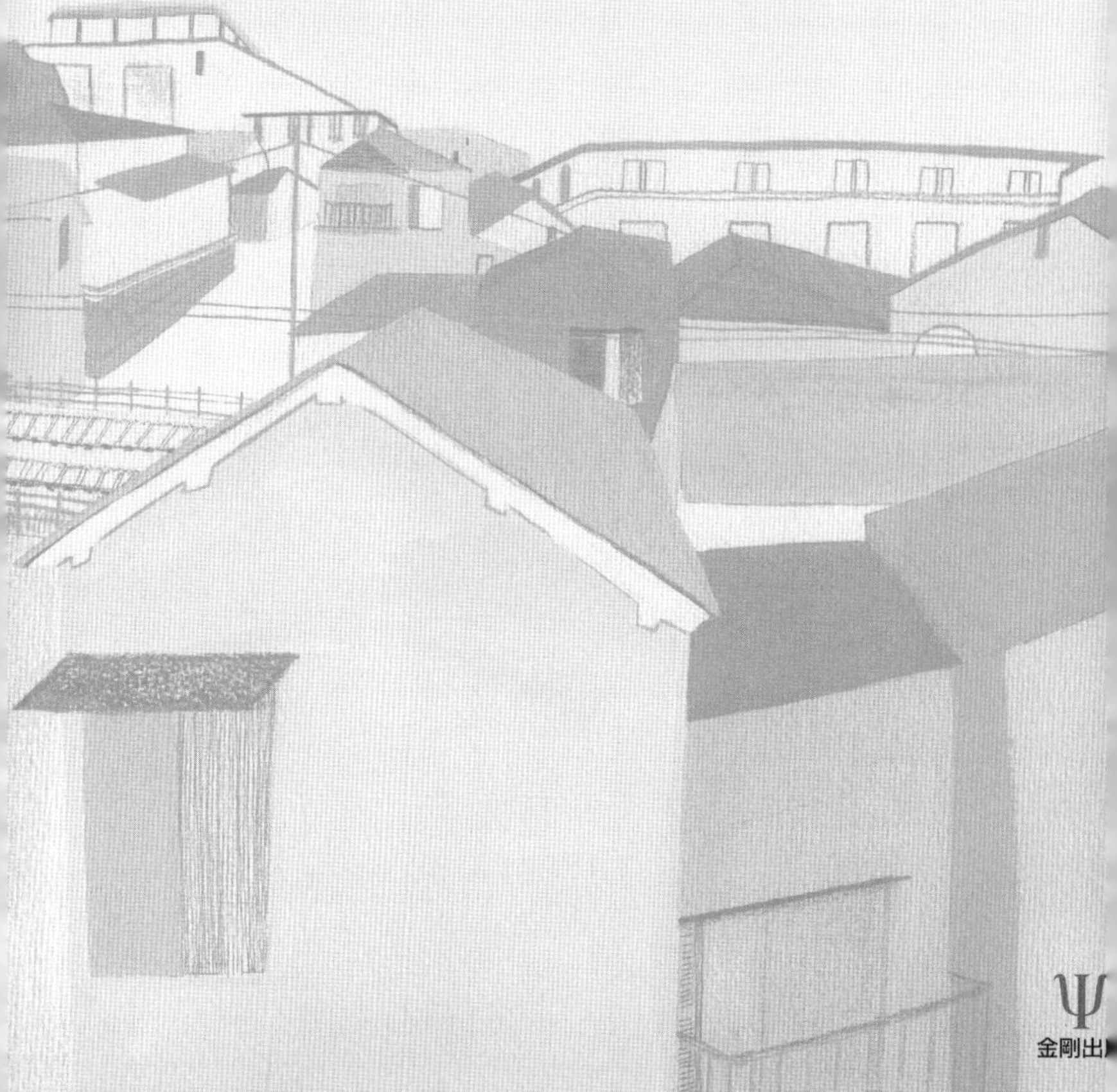

金剛出

まえがき

表題にひかれて本書を手にする人は、自分か家族が「うつ」で悩んでいる人だと思う。

そして、この本は、自分に役立つかどうか自分なりに判断して、買うかどうかを決めるのだと思う。

私としては、「うつ」で悩んでいる人や家族に読んでほしい、と思っている。

「うつ」の程度は人によってさまざまで、苦しくて、しんどくて、いっそのこと死んだらどれだけ楽になるだろうか、と思いつめているような重度の人もいるし、軽い人なら、医師や薬の助けを受けなければならないとは思っていない、ただ疲れやすい程度という人もいる。

しかし、健康な人のように毎日爽快に生き生きと暮らしているわけではなく、毎日、何となく苦痛だな、と思いながら過ごしている人もいる。そのような人の中には、家族や友人たちの中で、顔を合わせたくない、とか交際したくないと思う人がいないだろうか。

そのような人は、たとえば、職場でも仕事の仕方が「きっちり」しているとか、小さな失敗も許してくれそうにないとか、自分に合わせてくれているように見えるが、相手が自分の希望を犠牲にしているとか、話をしていても絶えず気を使っているのがわかるので、こちらがしんどくなる。そんな人ではないか。そのような人は、何かにつけてきびしい人である。

ところで、もしあなたがこのように感じているとすれば、実は、あなた自身が「つき合いにくい人」であり、「うつ」の傾向があると思って間違いない。

だが、この程度の人は軽い人である。重い人の中には、当時をふり返って、「あのころは勤務先のビルの窓から下を見ることができなかったな」と思い出す人がいる。それは、衝動的に飛び降りるのでは、という不安感を持っていたことによる。

また、朝の通勤も怖かったことを思い出す人もいる。それは、駅に入って来る電車に飛び込むのではないか、と思うので、プラットフォームの端の方には立てなかったことによる。

私は、しかし「うつ」の人は、まともな人だと思っている。そして、原因は、「素質」でも「性格」でもない、と思っている。

また、私が重視しているのは、「どうすれば治るか」ということであり、そのためには、生育歴や親の価値規範をそのまま取り入れて作られた「インナーペアレント」を緩和する方法が重要である。
私としては、患者さん自身に読んでほしいと思っているのであるが、治療にたずさわっているカウンセラーにも読んでいただいて、ここに書いてある通りの方法が役立つものかどうか、を実地に検証してほしい、と思っている。

平成二一年九月九日

黒川昭登

第七章　「うつ」の患者さんに安らぎを……181

「うつ」からの回復：新しい心理社会療法

第一章「うつ」とはどのような病気か

1　他の精神病とどう違うのか

「うつ」は、精神病であるが、しかし、他の精神病とはまったく違っている。どう違うか、と言うと、本人自身の「苦しさ」を除いて考えると、精神の働きはまったく正常な人と変わらないということである。「うつ」の人は普通の人よりも、勤勉でまじめである。だから、突然、自殺したりすると、誰もが「どうして?」と謎に包まれてしまう。

最近も身近に次のような事件が起こった。

医大を卒業し、公立病院に勤務するようになり、交際中の女性と結婚し、これから幸せな生活(年収八〇〇万円)が始まると思った矢先、彼(Iさん、二八歳)は自殺した。

両親は目の前が真っ暗になったであろう。特に、母方の祖父は、高額な学資の援助(約四〇〇〇万円)をしてきたと言われるが、その落胆ぶりは想像に余りある。

彼は、母親によると、少々心配なことがあった、と言うが、別に受診することも相談することもなかったので、順調に生活しているものと思い込んでいた、と言う。

「うつ」は、患者さん本人にとっては苦痛で耐えられないほどであったとしても、外から見ただけでは、勤勉で、まじめで、誠実であるので、誰も迷惑をかけられたとか、困ったということのない病気である。

他の精神病は、たとえば、統合失調症で「幻聴」のある人は、音もしないし話もしていないのに、「音がする」と言ったり、「誰かが話しかけてくる」と言ったりする。

強迫神経症の人の中には、トイレに入って出てくると、ドアのレバーに触れることができない人がいる。誰かが汚れた手で触れていると思うので、把手《とって》を手の甲で持ち上げ、扉をスリッパの足で蹴って出てきて、水道水をジャアジャア流し五分も手を洗ったりする。

摂食障害の人で多いのは、「食べて吐く」という人であるが、体重は三〇キロしかない。やせ細ってお世辞にも「美しい」とは言えないにもかかわらず、肥《ふと》りたくない、と言う。家人にすれば、どうせ吐くのだから食べなければよいのに、と思うのだが、食べては吐く。それも、普通の人の三倍くらいは食べるのだから、食費を無駄にして、と誰もが思う。

精神を病む人は、ここに紹介したように、本人も、また周囲の人も、常軌を逸した考え方や行動をするし、時には、被害妄想の人は、誰も危害を加えようとしていないにもかかわらず、危害を加える、と訴えてくる。

あるクライエント（二七歳）は、自分は電磁波で攻撃されている、と相談に来所した。理由を聞くと、現代は、携帯電話などほとんどの人が持っていて、電磁波が飛び交っている、と言う。そして、彼は、執拗に攻撃されていると言う。「どのように」と質問すると、「腕や体がピリッと刺戟を受けるが、それが攻撃だ」と言う。

彼は、父に「警察に届けたい」と言うと、「そんなことは止めておけ、最近は変な人間が、幼児を襲ったり、火をつけたりするが、お前が疑われるのだ」と言われた、と言う。

私は、彼に、現代は電波が飛び交っている時代だが、特定の人を攻撃するためには、携帯の番号でも決めてあるように、体に、識別するものがあるのだろうか、と尋ねた。

同じ精神の病いでも、「うつ」の人は、ここで紹介したような常軌を逸した変な言動をすることはまったくない。生き方も、また考え方も、いたってまともであり、「正常」そのものと言ってもよい。唯一、病気と思わせるものがあるとすれば、本人自身が、悩み、苦しんでいるという点である。「うつ」の人は、また、辛抱強い。だから、「しんどい」とか「つらい」とか弱音を吐くことは稀である。時には、苦痛を洩らす人もいるが、ほとんど「うつ」の人は、限界ギリギリまで我慢していることが多い。

「うつ」の人は、まともな人であるので、自分から「苦痛」を告白したり、洩らしたりしない限り、周囲の人が気づくことは少ない。気づかないため、周囲から受診をすすめたりする機会も少なくなる。

米国では、「うつ」に悩む人は、約一七〇〇万人いると言われているが、その三分の二は、このような事情もあって、まともな治療を受けていない、と言われている。

もちろん、このような事情は、わが国においても同様であると思われる。「うつ」で思い悩む人は、こんな苦しさに耐えるぐらいなら、いっそのこと、死んだらどれだけ楽になるか、と思いつめ、死ぬ手段を考える、と言う。

たとえば、高層建築の屋上から飛び降りる、首をくくる、ガスを使用する、列車に飛び込む、船から海に身を投げる、車で無謀運転をする、富士の樹海で彷徨する、断崖から海に飛び込むなどを考える。

しかし、「うつ」の人は、良心的であるので切迫した状況にあるにもかかわらず、遺された家族や他人にどれだけ迷惑をかけるか、と考えて思い悩む。

そして、大多数の人は、そんな無謀なことはできないと考え思い止まる。それでも、中には苦しさに負けてしまう人もいる。

わが国では、このようにして一日に約一〇〇人の自殺者が出るが、その多くは「うつ」が原因で起こっている、と言われる。

2　突然の死

(1)　大学の学生相談室での体験

私は長年相談治療の仕事をしている。だから相談に来ておられる方の中から「自殺」される方が出てもそんなに不思議なことではない。

幸い、私は、直接相談に来ている人の中から「自殺」されるということのない珍らしい相談者だと思っている。

また、カウンセラーの訓練のためには、大学院生や実践活動を始めたばかりの人を対象に「スーパービジョン」を実施するのであるが、スーパーバイジーの担当するケースでも自殺者はない。

しかし、「うつ」の相談をしていると、自殺のケースはそんなに珍らしいことではない。

仮に、面接や相談の仕方が悪くて、クライエントが「自殺」した、ということになると、遺族の方から、裁判所に訴えられる、ということも覚悟しなければならない。

誰でも、裁判所に訴えられる、と思うと、そんな危険なケースは避けたい、と考える。

だから、クライエントの権利擁護のため、相談活動に従事する専門家は、「秘密保持」などの倫理などと併行して、「自殺の虞《おそ》れがあるからと言って、ケースを忌避することはできない」と倫理綱領等で定められている。

自殺する危険性があるほどの悩みをかかえた患者さんなのだから、それだけ援助する必要性も大きい、というわけである。

(2) 学生の自殺

かつて私が勤めていた大学の学生相談で、学生の自殺というケースがあった。

その大学では、学生相談の担当者が毎月一回、学生部主催で、相談室会議に集まって学生相談の報告をしていた。

たまたま、ある学部の担当者（まじめで熱心な方）から、自分の担当していた学生が自殺したという報告を聞いた。

当時は、大学の学生相談の担当者は、ほとんどが専門家ではなく、各学部が選出する教員で、専門家というのは、私ぐらいのものであった。相談担当の教授の言うのには、「うつ」の学生が、もう自分はこれ以上やっていけないと弱音を吐いたが、自分は、「そんなこと言わずにガンバレ」と激励した、と言う。

私は、専門家ではない教授に言うのは酷だったかもしれないが、「『うつ』の人に激励するのはよくないことなのです」と話し、その理由を図に描いて説明した。

相談していた教授は、こちらから見ても重大な責任を感じ、恐縮ではすまないほどの失態を演じたと反省された。

出席していた主催者の学生部長さんは、即座に「相談員を各学部で任意に選出するという無責任な体制を改めたい」と話し、相談室は専門家によって運営されることになり、その人選や責任をすべて私に任せる、ということになった。

私は、すでに雇っている専門家の相談員（専任）を中心に、社会人入学をしている大学院生の中でカウンセリング専攻の者を非常勤の相談員とし、三つのキャンパスに配置し、同時に、毎週、難ケース中心に「スーパービジョン」を実施することとした。

幸いなことに、私がスーパーバイザーとして在任中（約一〇年間）は、自殺ケースは一件も起こらなかった。

3 「自殺」と自己破壊衝動の深いかかわり

「うつ」の人は、例外なく、自分に対してきびしい人が多い。

「うつ」の人は、それゆえ、日常生活で、仕事や勉学などで、疲労困憊であるにもかかわらず、「苦しい」とか「しんどい」とか弱音を吐くことはほとんどない。

このような心理が、自殺という行動の背景として存在するが、具体的に納得できる形で理解できなければ、人間にとって大切な「生命」を自分で奪い去るという心理がわからないであろう。

人間は、自分自身を自分の手でダメにするという心理は考え及ばぬというようなものではない。自傷行為はその一例である。

たとえば、子どもの中には、親に叱られると、自分で壁に頭を打ちつけたり、ゲンコツでコンクリートの壁を殴りつけたりして、手の甲から血を流している、というような行動を見受けることがある。

それは、一種の自傷行為である。

子どもにとって親は大切な存在である。しかし、子どもは常に親の気に入るような行動だけするわけではない。逸脱行動をすると、親は、子どもに罰を与えたり、不快な顔をしたりする。子どもにすれば、大切な親を困らせたり、不快な思いをさせた、ということになれば、そのような「自分」をいましめたり、処罰しようという気になる。

そこで、自分を処罰するため、自分の頭を壁に打ちつけて痛い目に合わせたり、ゲンコツでコンクリートの壁を殴って、血を出させたりする。同時に、怒りも発散できる。

これは言わば自傷行為であるが、その延長線上に、「自暴自棄」という行動や「リストカット」がある。

自暴自棄とは、自分で、自分自身を身の破滅と知りながら台なしにする行動であり、それは、たとえば、自分が大切にしていた人形をドブに捨てて足で踏みつけるのと同じ行為である。

たとえば、二〇歳の美しい少女は、自ら売春を業務とする組織に連絡し、自分の体を売った。それは、お金に困ったからではない。父は病院長であり、母も医師で、生活に何の不自由もない恵まれた境遇であるにもかかわらず、そのような無謀な行動をしたのである。

その隠された意図は、両親の多忙、無関心と、少女の愛情欲求に適切に応えられなかったことによる。

子どもは、よく、自分をめちゃくちゃにすることによって親に復讐することがあるが、その心理は、「自分がこのようになっても後悔はしないわね」という見せしめの心理による。

もちろん、その気持ちは、そんなに単純なものではなく、親に反抗する「悪い自分」を処罰するという心理も、そのような自暴自棄の行動の背景として存在する。

このような複雑な心理を理解できて初めて、「リストカット」という、自分の腕を自分で傷つける、という不可解な行動の心理的背景も理解できるようになる。

リストカットや自傷行為は、「自分を切りつけるという自分」と、「切りつけられ傷を負っても当然という自分」が合致して初めて起こる事件である。この種の自己破壊の行為は、自殺にもつながる病理的な行動である。

かつて、カール・メニンジャー Karl Menninger（精神分析学者）は、『おのれに背くもの』という名著の中で、人間の破壊衝動が他人に向けられたものが「殺人」であるのに対して、自分自身に向けられた場合は、「自殺」である、と言った。

つまり、「自殺」とは、「殺す自己」と「殺される自己」が合致して起こるのであるが、「うつ」による自殺を検討してみると、その背後には、次のような心理が存在する。

「うつ」の患者さんは、これから示すように、自分にきびしい人である。また、うつの人の苦痛、しんどさは筆舌に尽くすことができないほど激しいものである。

「うつ」の人にしてみれば、これほどまでひどい苦しみを与え続ける「自分」を許すことはできない、と怒りを持つ。このような自己を一気に「なきものにしたい」と思うのも自己である。加害者と被害者という一者二役という心理が「自殺」の背景に存在する。

4 自殺の予防

一般には、独身者と家庭を持っている人に区分して考えてみると、独身者は、気楽であるのに比べて、家族を持っている人は、家族の生活を支える責任があり、負担がかかって苦労が多いので自殺率は高いと思いがちであるが、そうではない。

独身者や離婚者の方が一般に自殺率は高い。というのは、家庭を持っている人に比べて彼らの「わびしい生活」が、そのマイナス思考を助長する傾向があるからである。また、独り暮らしは、仮に悩みを持っていても周囲に助言をする人がいないため、専門的な援助を求めることも少なくなる。

わが国は、一日に約一〇〇人が自殺する問題の多い国であるが、世界で自殺率の最も低い国はギリシャである。

自殺が少ない理由は、エーゲ海の輝くような風光明媚な海と島々、気候温暖でくつろいだ雰囲気の生活がそうさせているのだと言うが、また、宗教も重要な役割を演じていると言われる。

というのは、ギリシャ正教では、自殺者は、神聖な墓地に埋葬することが許されないからである、と言われる。

一般論はともかく、身近な家族が自殺の恐れがある場合はどうであろうか。

たとえば、「うつ」の患者さんは、我慢強いし、プライドも高い。だから、自分の苦痛を告白しないまま見逃してしまうことがあるので、周囲の人は、注意深く観察し、自殺行動の前兆となる「話」や「計画」や「準備」に注目すべきである。

新婚間もないある女性は、それまで行き来したことがない叔父に突然会いに来たことがあった。後日思い出してもどんな用事で来たのか思い出せないが、その次の日に自殺した。家族や叔父は、どういう理由があったのかわからないまま葬式をしたと言う。

自殺する人でも、「死にたい」「苦しい」と弱音を吐くことができる人は、周囲も気がつきやすい。しかし、周囲の人にはわからないようにして、突然、自殺する人は多い。

それでも、それとなく観察すれば、身辺の整理をするとか、長い旅行にでも出かけるような用意をしたりするとか、前兆があるはずである。

このような場合、周囲にいる家人が、事前に「気をつける」「心配する」ということは患者さんには重大な意味を持っている。つまり、自分は大切に思われている、ということが伝わるからだ。

だが、ほとんどそのことに気もつかないということであれば、患者さんに、「どうせ自分なんかいてもいなくても同じこと」と思わせたり、「どうせ自分なんか厄介者なんだから」と誤った観念を持たせたりしてしまう。

その点、もし、家人が「思い過ごしかもわからないが、あなたのことが心配でね」と話せば、ここに自分を心配し、必要としてくれている人がいる、と思うようになるし、この人を悲しませてはならない、とも思う。

一般に、刑事上の嫌疑がかかっていたり、汚職摘発があったりすると、容疑者が自殺してもそう重大視しない風潮がある。わが国でも、近年、農水大臣が議員宿舎で首を吊って自殺したが、市民の反応はクールであった。

最近、韓国でも前大統領が朝の散歩中、ＳＰが目を離したすきに、崖から投身自殺をしたことが報道された。良心的な人ほど、汚名を着せられることには堪え難い思いをするものである。

私は、この二人の高名な方が「うつ」であった、と断定しているわけではない。診断も相談もされていないからである。しかし、国という組織のトップにまで昇りつめた人が、「名誉」を失墜しかけたことが、「対象喪失」の体験となったことは事実であろうと思う。

患者さんの中には、医師に受診中であったり、かつて受診したりしたことがあるという人もいる。そのような人の中には、眠剤や精神安定剤などを処方されていることがあるが、処方が長期間になると飲み残した薬剤を持っていることがあるので、大量に服用して自殺しようとする危険性も考慮しなければならない。

最近では、劇薬が簡単にインターネットで入手できるようになり、このような情報管理のあり方や商法をそのまま放置することがよいかどうか議論のあるところである。

ある未婚女性の話であるが、彼女は長年悩みを抱いて自宅で閉じこもっていた。

両親は、本人のことを心配し、どうしたものかと悩みながら、結婚させたらもっと元気になると思ってか、人の集まる会合等があれば着飾らせて交際や縁談のきっかけになるか、と配慮したりしていた。

ある日、母親は、いつもは携帯にメールが届く時間に娘からの着信がないので、不審に思い、勤め先から自宅に急いで帰宅した。

悲劇はこの時起こった。

娘は体に大きなビニールの袋を巻きつけ、その中で、インターネットで注文した硫化水素を反応させ自殺したところであった。

母親は、このような事情をまったく知らぬまま、娘を救い出そうと袋を破って救出しようとしているうちに硫化水素を吸い込み、薬物中毒で事故死した。気の毒なことに、遺された家族（父と妹）は、同時に二つの葬儀をした。

自殺を未然に防止するためには、これまで述べてきたように、周囲の者が、気をつけ、配慮することが大切であるが、自殺の手段として使われる道具類を管理することも大切である。

米国では、家族の中に自殺の虞《おそ》れのある人がいる場合、日本と違って、銃器類の保管を禁止している。

周知のように、米国では、日本と違って、拳銃等を所持することは、米国ライフル協会等の「規制反対」の圧力もあって、禁止することはできない。たしかに、米国のような広大な国家の原野で暮らしている人の場合、「強盗が入ってきた」と一一〇番しても、警官が到着するまで長い時間がかかることを考えると、「正当防衛」の論理で自衛せざるをえない。

それゆえ、銃を所持している家庭もある。

だから自殺の手っ取り早い手段として使用されやすい拳銃は、患者さんのいる家庭では保管してはならない、とされている。

わが国では、「銃砲刀剣類等所持取締法」という法律があるので、一般市民が拳銃を所持していることは少ない。だから拳銃自殺も少ない。

しかし、職務上所持することが許されている警官の場合、時々、拳銃自殺が新聞等で報道される。わが国においても拳銃が身近にある場合、使われやすいので注意しなければならない。

また、日本ではほとんど注目されることもない、というのはそのような事例は稀なのか、皆無なのかわからないが、「車社会」の米国では、自動車事故として処理されている死亡事故の一部は「自殺」である、と言われている。

そのため米国では、「うつ」で自殺の虞《おそ》れがある場合、車は凶器になることもあるので、キーを家族が預かるとか、仕事や用事の場合も家人が送迎するとか、近くに会社の同僚が住んでいる場合、勤務先まで同乗させてもらうなどの配慮をするようにと言われている。

もちろん、自殺をその「手段」のコントロールだけで防止できるわけではない。

最も大切なことは、「うつ」の患者さん自身に、死にたくなるほどの苦しみを与え続ける「主体的条件」の方が、手段として使われる「客体的条件」に勝る、ということである。
「うつ」の患者さんを死にかり立てる条件としての「主体的条件」とは、患者さん自身の悩み、「心」の平穏ということである。つまり、
絶望感、孤独感、罪悪感、疲労感、憂うつ、自尊心の低下、自暴自棄という心理的要因が解消することである。
これまで自殺予防の手段的側面を論じてきたが、大切なことは、主体的側面であり、中でも患者さんを苦しめ続ける「生理・心理的要因」の重視であり、遠因としては、親子関係や家族関係などの「社会的要因」である。

5 朝、起床がつらい、仕事がしたくない

「うつ」の人は、働いていても、働いてなくても、朝、起床がつらい。

一晩中、眠れない眠れないと思って朝になったが、瞼《まぶた》が開かない。鉄か鉛のように重くて目は閉じたままである。

体全体が重くて、「鉄の鎧《よろい》でも着ているように重くて上半身が動かない」とか、「背中が布団

に張りついているようだ」と言う。

健康な人なら、一晩眠ると、前日の労働の疲れは消失して、朝は爽快な気分で目を醒ますが、「うつ」の人は、一日のうちで、朝が一番しんどい。

時には、出勤しなければ、と思うと心臓がドキドキして、「ああまた仕事か」「行くのはいやだなあ」と思う。そして、そのように思っている自分のことを「怠け者」「そんなことで一家が生活できると思っているのか」と非難している。

それでも、まだ、土曜や日曜はそんなに苦痛ではない。しかし、一番いやなのは、月曜の朝で、「ああこれから一週間が始まるのか」と苦痛の毎日を連想する。

このような段階で相談に来所する人がいるが、私は、早く来てくれてよかった、と思う。「うつ」の患者さんは、休みたい、とか、仕事を辞めたい、という気持ちを半分持ちながら来ていることが多い。私は、そのような場合、「できれば、休まない方がよい。仕事は辞めない方がよい」と言う。

患者さんは、「先生はやさしい人」と言われてきている時もあり、私の言葉を意外に思うようであるが、体がしんどくても、休んだり、辞めたりしない方が治療はしやすい。

患者さんの中には、すでに休職中という人や、退職して家でブラブラしたり、畑仕事をしたりしている人もいるが、「それで心は楽になったのか」ということが問題である。

「うつ」の患者さんは、良心的な人が多いので、休んだり、辞めてブラブラしたりしているだけでは、「良心」が許さない。働いていないという自分を責めるのである。

われわれ専門家は、「心」だけを問題として、「心」を扱っているように見えるが、実は、「心」は虚空に浮かんでいるような存在ではない。「心」だけを問題にしているから、休んだり、辞めたりすれば、解放感で楽になるだろうと発想するのである。

そんなことはない。

「心」は、現実や状況とは不可分一体のものである。仮に、休んだり、辞めたりすると、その人は「遊んでいる」という状況に置かれ、何もしないという思いから自分を責める。

その点、仕事を続けていると、たしかに、仕事からくる「苦痛」は依然として続くが、何もしない、という罪悪感に責められることはない。

それ以上に、治療者にしてみれば、辞めて毎日することがないという状況では、面接の際に取り上げるクライエントの多彩な心の動きや人間関係、とりわけ「苦痛」を話題にする機会も少なくなる。

大切なことは、苦痛を避けることではない。苦痛を苦痛として話の正面に持ち出して、仮に仕事が苦痛であるとすれば、それが苦痛でなくなるようにする、ということが「治療」である。「うつ」が治れば、楽々と仕事ができる。そのようにすることが治療ではないか、と私は思っている。治療の鉄則とは「現状の変更を禁止することにある」ということではないか。

6 「うつ」の人の睡眠障害

(1) 「体」が眠っていない

「うつ」の人の初期症状の一つとして、夜眠れないということが多い。

精神的に健全な人は、昼間、勉強したり、仕事をしたりして、適度に疲れるので、心身は、休養の必要性を自覚する。つまり、夜になると自然に眠たくなる。だから、食事をして、テレビを見たり、宿題をしたり、大人の場合は、適度にお酒を飲んだりすると、睡気をもよおして布団に入れば、すぐに眠ってしまう。

しかし、「うつ」の人は、夜、眠れないと訴える人が多い。家人が皆寝静まってしまうと、独り頭が冴えて、どれほど「頭」では眠らなければ、と思っても「体」は眠ることはできない。

頭と体を比較してみることなど思いもよらないことかもしれないが、仮に、頭は五キロ、体は五〇キロとすると、一対一〇の比率である。「頭」がいかに眠らなければ、と思っていても、体が眠ろうとしなければ、体の方が大きいので、言うことを聞くはずがない。

眠れない、ということは、頭がいかに眠ろうとしても、体が敵陣に直面した臨戦態勢で警戒しているのでは安心して眠ることはできないのである。

不眠の人は、まず、細胞や内臓が眠っていない。敵地で野営している兵士は、いくら歩哨《ほしょう》が立ち番していると思っても、安心して熟睡することはできない。寝入ってしまうと敵襲で、殺される虞《おそ》れがあるからである。

不眠の人に問うとよい。横になっても心臓がドキドキし、目が冴え、頭はハッキリしていると言う。

その点、熟睡している人は、高齢者でない限りは、朝までトイレに行くことはあまりない。膀胱は、昼間摂取したお茶やジュースなどの水分を一晩は保持できる。

しかし、不眠の人は、トイレに行かねばならない。ということは、体の細胞は覚醒している時と同じように機能し、それだけの水分を生産、濾過《ろか》して膀胱に送るので、トイレに行かねばならない。

不眠の人の中には、眠剤など薬に頼っている人がいる。服薬が長期にわたる時は、箱やパックで買い置きして使用している人がいるが、自分の体にこれほどの警戒的な体勢をとらせるのは、それだけの心配や悩みがあるからで、心にある悩みや問題を解決しなければ、不眠という問題は解決しないのである。

(2) 睡眠の生理と心理

睡眠はすべての人間が生きていく上で必要不可欠である。赤ちゃんの睡眠時間は長い。一日に一五時間以上は眠っている。年とともに睡眠時間は短くなるが、高齢者になると、一日五時間程度になる。

人間の精神は、昼間、絶え間なく活動しているので、一晩は休息させなければならない。睡眠の主な目的は、心（精神）と体を休ませることにある。

ただし、精神は、睡眠中完全に休んでいるわけではない。

入眠してすぐには眠りは相当深いが、数時間もすると、脳の一部は覚醒していて、何か物音がするとそのことに気づき目を醒ましたりする。あるいは、デートの約束をした日の朝は、普通であれば間違いなく時間通りに目を醒ます。逆に、不快なことのある日は、眠れない眠れない、と思って起きているが、朝になると寝過していたりする。

また睡眠は、人間の精神と体の休息のためだけでなく、「心」が次のような仕事をするためにも欠かせない。

心は、睡眠中、前日の昼間にあった出来事の記憶の九〇%を「忘却」という作業によって消去している。残りの一〇%は、記憶に残しておくのに必要な知識であり、それを選別し、記憶の整理棚とも言うべき箇所に保管する。このようにして、秩序をもって整理された記憶は、思い出しやすい。

われわれの記憶には容量がある。だから昼間体験したすべての出来事を覚えているわけにはいかない。たとえば、一昨日の昼に何を食べたかというような些細なことは覚えておく必要はない。「忘却」という作業が必要になる。

しかし、入学試験に必要な知識は絶対に覚えておかねばならない。もし、記憶したことすべてを暗記しているとすれば、受験競争の勝者になることは必定である。

しかし、そのような受験秀才が真に社会に役立つかどうか、ということとは別問題である。

ここでは余談になるが時代を考えたい。

昔の中国などで用いられていた「科挙」という制度は、家柄や門閥《もんばつ》とは関係なく、能力のある者が要職に登用されるという意味でよい制度ではあった。しかし現代においては、記憶力も大切であるが、それよりも創造力の方がはるかに重要である。

今という時代は、明治維新から百年以上の時間が経つが、記憶力だけが優れている官僚機構に支配されて巨大な無駄が生じてもそれを改める力が枯渇しかかっている。その点、明治維新は偉大な時代だったと思う。

大名も侍も、自らその身分を捨て、因習を改めていった。

それに比べて、巨大な無駄を生み出している特殊法人や「天下り」を生み続ける官僚制を改める自浄能力は存在するのかどうか心配である。

「記憶」ということを問題として取り上げ途中で余談になったが、私のような平凡人にとっては、司馬遼太郎や松本清張のような天才の記憶力や創造力を目の当たりにすると、心も体も萎縮してしまう。

われわれ平凡人にとっては、記憶することも、また、それを想起することもそんなにスムースにはできないが、それは、「悩み」などが介在するからである。

われわれが日常面接治療の場で体験する一種の記憶障害の例は、クライエントにとってショックになるような不快な体験である。不快な体験は、心が傷つくので誰もができれば忘れてしまいたいものである。特に、小さい子どもの心は、繊細で、傷つきやすい。だから、自己防衛のため、不快な体験は、自動的に忘れ去られるようになっている。

幼少期、親から虐待されたとか、それに類するような不幸な体験は、われわれがさまざまなテクニックで想起させようとしても記憶から除外されていて、思い出せないということはよくある。

しかし、いかにひどい体験でも絶対に忘れないという体験の方が多い。たとえば、幼少期に虐待されたという体験は、後年、それが原因でさまざまな精神的な障害や問題を引き起こす。

中には、不快な体験で、忘れてしまいたいと思っても、その処理に迷う体験もある。

たとえば、職場で仕事上の失敗をしたとしよう。それが発覚すると昇進が遅れるとか、解雇されるかもしれないというような場合、その体験は夢に出てきたりするが、どのような処理のされ方をするのであろうか。

人によっては、何日間も悩んでいる。毎晩眠ってから記憶の整理棚に保管するかどうかをためらっている。

この種の記憶は、保管することも捨て去ることもためらう。結果、このような体験の記憶は、メモを放置してしまうというような処理の仕方をされる。つまり、分類も整理もされず、順番を無視して本と本の間に差し込んだまま忘れてしまうというような処理である。

このような体験の処理の仕方が禍《わざわい》の元になる。というのは、漠然とした不安の原因になったりするからだ。たとえば、日常生活で、理由もなく突然ドキドキして汗が出てきたり、目の前が真っ暗になって倒れたりする。

睡眠中も精神は働き続けている。

患者さんは、よく夢を見る。夢は、一般には睡眠の妨げになるものというように考える向きが多いが、われわれはそう考えない。むしろ、睡眠を維持し、促進するために見ている、と考えている。

たとえば、現実の生活の中で、母と娘の間に「生きる」「死ぬ」という深刻な対立があって、互いに会うのもこわい、と思っているとする。

娘は母を殺してしまいたい、と思うほど憎んでいるとする。もしこのような願望を夢の中でありのまま見たとすれば、安眠できないであろう。

そこで願望は、姿を変えて夢の中に出てきて、架空の条件の中ではあるが実現する。

たとえば、自動車を運転している。前の車は、ノロノロ運転で、こちらが急いでいるのを無視している。追い越そうとすると尻を右に左にふって妨害する。すきを見て全速で走り抜けようとして、とうとう追突し、重傷を負ったという夢を見て、目を醒ますと心臓がドキドキと脈を打って、今、車から助け出されたような気になっている。

人間は、うまく作られているもので、怒りがあっても、必ずそれを思い止まる力も働いて重大な事故が発生するのを防止している。それが「自己保存」というブレーキである。もちろん、そのようなブレーキが働かないために重大な事件が起こって、自己破壊が起こることもあるが、たいていは、夢の中で「願望充足」をして解決しようとする。

このように、夢は、強大な感情のエネルギーを内包している。そのため、眠りにつくと、忘れていたり心では否定してきた願望が、姿を変えてよみがえってきて、時には、目を醒まさせたりする。

しかし、ほとんどの場合、目を醒ますことなく、一晩中、恐怖や怒りの感情を再体験しつつ、同時に、そのような原始的な願望を実現したり、抑圧したり、物語は現実とは姿を変え、目を醒まさないような工夫をしながら（時には、その強大すぎる感情で目を醒まさせられるが）一晩中眠っている。

このような状況は、ちょうど二人のプロレスラーがリングの上で、全力で相互に体固めをしているのと同じだ、とたとえると、「うつ」の患者さんの疲労感がよくわかるであろう。

「うつ」の患者さんは、朝、起床することができないほど、疲れ切っている。

このような心のメカニズムがわかって初めて、患者さんの極度の疲労感も治すことができる。その具体的な方法は「第五章以下　治療編」において再論することになるが、ここで簡単に説明しておくと、それは、「抑圧」を解除して、不快な体験の中の「感情」を発散させる、という方法である。それは、たとえて言えば、二人のプロレスラーの体固めという例を出したように、一人のプロレスラーに勝利の機会を与えることである。そうすれば、「対抗」つまり葛藤がなくなり、患者さんの心には平和や秩序が回復し、朝、起床時の全身の疲労感もなくなるのである。

7 「うつ」の人はどのような考え方をするか

(1) 「うつ」の人は自分にきびしい

「うつ」の人は、常時しんどい。だから何もしていなくても、病人だから働けなくても当然のことで、自分を責める必要はない。しかし、「うつ」の人は、それが許せないし、自分をいつも責めるので苦しい。

人は、「うつ」の人が苦しいのだとわかると、その人が休んだり、何もできなくても責めたりすることはない。しかし、「うつ」の人は、休んだりしないし、責任逃れをすることはない。

ここに「うつ」の人の典型例として主婦のUさん（三六歳）のケースを紹介しよう。

Uさんは「うつ」と診断され、投薬もされているが、心を休ませなければならない病気だという意識はない。

Uさんは、朝、起床もできないほどしんどくて、つらいのだが、「そんなことは言っていられない」と言って、夫にちゃんとした朝食を用意して、食べさせ、会社に送り出さなければならないと思って立ち働く。

Uさんは、それでも気が気でなく、夫が朝食を食べ終るまでそばにいて給仕し、自分の「手抜き、手落ち」に気づかれるのではないか、と心配しながら夫の世話をする。

夫を送り出すと、ドーッと疲れが出て、布団に横にならなければならない。しかし、心は少しも休まっていない。

この時Uさんがどんな観念を持っているかと言うと、「夫は働いているのに、自分は怠けて」と考え、自分を責めている。

体は思ったように動かないにもかかわらず、「今日は、洗濯もする」「タンスの裏も掃除し、台所のステンレスのシンクも磨く」「トイレも掃除し、布団も物干し場で干す」と心に決める。

決心はしても、しかし、体は重くて起き上がることはできない。太陽が昇ってくると洗濯物を早く乾かさなければ、と思うが、起き上がることができない。

やっと怠け者の自分に鞭を打って、脱いだ衣類や下着を洗濯機にほうり込んでスイッチを押す。

それだけの行動をしただけで疲れてしまい、また、横になる。洗い終ると洗濯機は自動的に止まるが、脱水槽に入れ替え、再度スイッチを押さねばならない。こうなると、機械を利用しているのではなく、機械に「働け」と命令されているように思う。

脱水が終わると、機械は止まったままである。横になった自分は、「動け」と言われているように思うので、洗った衣類をカゴに入れ二階の物干し場に運ぶ。一枚干すと、気力を使い果たし横にならなければならない。全部干し終るまでに何回も休まねばならないが、これで計画していた五つの用事の一つが終っただけで、あとは何ひとつ手がつかない。

午後は、テレビを見たり、ダラダラと時間を過ごしたりするが、やっとの思いでスーパーに買い物に出て帰宅すると疲れて、横にならなければならない。

食事の用意は、一番の苦手で、献立を何にするかと考えても、いいアイデアが思い浮かばない。いつも同じようなものしか作れないのか、と批判されそうに思うが、作らないわけにはいかないかない。

変わりばえのしない夕食を作ったが、そこで考える。いつも疲れた体と顔で夫を迎えるのは悪い。せめて体を休めて笑顔の元気な姿で夫を迎えたい、と思う。

そのためには、気力を充実させるため、夫の帰宅の寸前まで横になっていようと思って、ベッドに横になる。

夫が帰宅する寸前まで横に、と思って、起き上がるタイミングを考えていると、その時、「ただいま」と言って夫が帰ってくる。シマッタと思う。しかし、今さら急に起き上がっても、わざとらしい、と思いつつ起き上がろうとするが、体の方が動かない。

夫は、奥座敷のベッドに横になっている妻を見て、「今日もしんどいのか」と心配になる。そして、妻のベッドの端に腰をかけて、「どうなの?」と問う。

Uさんは、本当はヘトヘトに疲れているのに、夫を心配させるのは悪いと思って、

「少しはましなの」

と言ってしまう。夫は、そんな妻をなぐさめようとして、あれこれと会社のこと、街の最近のファッションや景気のことを話す。

Uさんは、その受け答えをするだけでもしんどい。だから、心の中では、「私に話しかけな

いで、一人にしてよ」と口に言葉が出かかっているが、働いて帰ってきた夫にそんな罰当たりなことは言えない、と思って、気の進まない受け答えをしている。

Uさんは、そんな自分を、「私は悪妻です」「夫はこんな女を嫁にもらって気の毒です」と言う。

だが、われわれは、Uさんはなぜ自分がしんどいということを訴えないのか、と思う。

たとえば、これまですでに述べてきたように「うつ」の人は、例外なく、朝、起床時がつらい。朝、起きることができないのは、しんどいからである。しかし、「うつ」の人はそのことを訴えようともしない。

一般の人も、調子の良い時もあれば、悪い時もある。調子が悪くしんどければ、そのように言って、学校や職場を休んだり、家事や炊事を代わってもらったり、外食を利用することもある。

しかし、「うつ」の人は、決して自分をいたわったりしない。逆に、自分は役に立たない「お荷物だ」と自分を非難する。

「うつ」の人を治す、ということは、このような「きびしい自分」を「やさしい自分」に転換することである。

このことは、一般には簡単なことのように見える。だから、素人は、すぐに「自分にやさしくなりなさいよ」「そんな堅苦しいことは考えないで」と言ったりするが、「うつ」は、そんな簡単なことで治るような、生やさしい病気ではない。

たいていの人は、考えを変えることは簡単なことだと思っている。たとえば、一プラス一は三です、と言うと、それは誤りで、一プラス一は、二です、と改めたらよいではないか、と思っている。

しかし、「うつ」の人の誤った考え、たとえば、自分にきびしいという点を改めさせるとなると、それは、その人を「別人」に作りかえるくらいの大事業になるのである。

(2) 強い罪悪感と自責の念

「うつ」の患者さんは、さまざまで、程度も重度の人もいるし、また軽度の人もいる。

重度の「うつ」の患者さんの中には、勤めも家事もできなくて、食事も作ってもらい、一日中パジャマ姿で布団の上で横になったままの人がいる。ただ、食べて寝ているだけである。

軽度の人の場合は、しんどくても、周囲の人と同じように正常に勤務している。患者さん自身が自分のことを話さないので、「うつ」だということに気づかない、という人さえいる。

「うつ」も重症になってくると、いつくるかわからない地震をいつも恐れているとか、夜間、かすかな音がしても、隣人が自分に悪意を持っていると思って恐れている。時には、救急車のサイレンの音を聞いただけで、ドキドキが止まらない、という人もいる。

「うつ」の人は、幼少期から感情を抑圧して生きている人が多いので、自分の感情に敏感な人（いつも恐怖感を持っている）がいるが、逆に、感情に鈍感な人とか、あるいは、まったく感情を抱かないがゆえに、自分の感情を閉ざしていて、そのことに気づかない人もいる。

「うつ」の患者さんに共通して見られる心理的な特徴は、強い罪悪感や自責の念があることである。

たとえば、しんどい、とか、体調が悪いので、仕事を休む。家では、昼から布団を敷いて横になっている。それは、至極、当たり前のことである。

だが、「うつ」の患者さんは、こんな自分を当たり前だとは思わず、怠け者であると自分を非難している。

たとえば、「うつ」であれば、主婦の場合、当然、家事や炊事はまともにできないかもしれない。しかし、そのことを、いつも「申し訳ない」「すまない」と言って恐縮している。

代わりに、娘が家事をする。すると、「すまない」と言って、次々と自分の至らないことを思い出して、

「すべては私が悪いの」に始まり

「病気でお金を無駄使いさせた」

「町内会の旅行に行って悪かった」

「お父さんと結婚して悪かった」

「お前たち子どもを産んだのも悪かった」

「家のことも育児もまともにしなかった」

「PTAの役員をしたことがよくなかった」

「近所に顔向けできないと言って引っ越ししたのも悪かった」

などと言って、次から次へとよくも自分の至らぬところを見つけてきて謝罪できるものだ、と思うほど、後悔している。

「うつ」の患者さんは、他者との関係では、一切自発的には動けない。常に他者からの働きかけを待っている。

自分から他者に働きかけることは、他人に迷惑になることだと確信している。

たとえば、「うつ」の患者さんが親族の配慮で相談に来る。われわれカウンセラーは、時間の約束をし、日時を決めると、その時間は、患者さんの時間であると考えている。だが、「うつ」の患者さんは、自分の時間が来ても、ドアをノックして入室するということをしない。たぶん、勝手に入ってはならないと思っているのかもしれない。

われわれにすれば、わざわざ待合室にまで呼びに行くような面倒なことはしないで、時間がくれば、ドアをノックして入室してくれれば手間が省けて助かる。

このようなことは一事が万事そうだと言ってもよい。

8　恐怖感と二つの考えの葛藤

「うつ」の患者さんはさまざまであるが、いつも漠然とした不安感があるという方が多い。たとえば、独り自宅にいて、何か音がした、と思う。すると、誰か不審者が自分を狙っているのではないか、と思ったり、地震になるとタンスが倒れてきて、その下敷きになって死ぬのではないか、と考えたりしている。

会社に行くと、フロアーは高層階にある。すると、自分が衝動的に飛び降りるようなことになったらどうしよう、と思ったり、通勤時にはプラットフォームに入ってくる電車に飛び込むのではないか、と考えたりして、恐ろしくて仕方がない。

時には、上司が不機嫌で、同僚を叱る声を聞くと、自分は関係ないのに、自分が叱られているように思って、恐ろしい。

あるいは、会社で人事異動があり、料理屋で歓送会をすることになった。上司からわざわざ声がかかったので断るわけにもいかず、参加はするが、自分は会場でまったく相手にされず、独り黙々と酒だけ飲んでいる姿を想像するだけで、耐えられない気持ちになる。

だから、参加する、と言ってしまったが、本当は参加したくない。

会場では、「これからもよろしく、どうぞ」と声をかけて、酒をすすめることは知っていても、そんなことは言えない。それは、自分が自分でなくなることである。

こんなことを考えると、「参加します」とは言ったが、欠席したい。

しかし、参加しないと、翌日、職場で仲間と目が合った時に嘘の言いわけを言わなければならないが、そんなことは言えない。

「うつ」の患者さんは、一事が万事、このように気を使いすぎる。だから、会社から家に帰ると、ドーッと疲れが出て、ソファーに横にならなければならない。

「うつ」の患者さんは、このように、いつも日常のことでヘトヘトに疲れてしまうのであるが、その理由を検討してみよう。

それは、二つの対立する考えがあって、そのいずれに従っても、反対の考えが出てきて、悩まなければならないからである。こういう状態が「葛藤」であり、どちらの考えに従っても、悩まなければならないので、苦しいのである。

「うつ」の患者さんの「生育歴」や「親子関係」については、別の章で述べるが、「うつ」の患者さんは、「強制」されて育っていることが多いし、親に、自分の本当の気持ちを言ったことがほとんどない、という例が多い。

このような育ち方をした人は、社会で生活をするようになっても、同じ姿勢を持ち続けるようになる。歓送会に参加するかしないかという例を持ち出したが、患者さんは、「強制」が社会にも存在する、と思い込んでいる。「自由」ではない。

だから、このような人にとって社会は住みにくい所である。また、親がきびしいので（自分にも他人にも）、親に対して、自分が「しんどい」なんて、口に出したこともない。言おうと思ったこともない。

「うつ」の患者さんの場合、親も「うつ」という場合は案外多いが、親がそばにいることを患者さんは嫌がることが多い。

われわれからすると、二人は同じ病気で、同じようなことで悩んでいる。一番理解し、理解されやすい相手で、気が合いそうに思う。

それが、実際にはそうではない。

たとえば、ある母子の場合、親は、病院に数回行っただけで、それから絶対に行こうとしない。理由も言わないので、拒否している理由はわからないのであるが、娘が「どうして?」と言っても納得のいく答えは返ってこない。

患者さん（娘）は、母親のそばにはいたくない、と言う。不快感だけで、母をいつも避けている。

このような場合、娘は、母親のそばにいること自体がしんどいのである。

その理由は、「葛藤」が生ずるからである。

私は、患者さんの「自己理解」を助けるという意図もあって「葛藤」をわからせようと試みた。

私は、患者さんに「お母さんのそばにいて、しんどそうにしている姿を見ると、しんどいのと違いますか」と問うた。

娘は「はい」と答える。

「それは、二つの考えがあって、『葛藤』が生ずるからなのです」と言う。患者さんは、自分の「心」を検証しようという気になる。

「あなたは、実際には、言っても聞いてくれないので、言っていないが、心の中では、お母さんに、『病院に行ったらどうなの』と言いたいのと違いますか」と言う。

さらに、「しかし、そんなことを言っても、お母さんは素直に病院に行く人ではない。だから、あなたは、心の中で、『言っても、聞こうとしないから、無駄なことや』と自分に言いきかせているのではないか」と言う。

それも、この「病院に行ったら〜」や「言っても〜」という言葉は、冷静な情報の交換というやり取りではない。そうではなくて、考えただけでも体が熱を持つほど興奮し、怒りで「病院へ行ったらどうや！」と怒声が出てきそうなのを「言っても無駄なんや」と押さえにかかるのである。

こういう「体内コミュニケーション」が、「葛藤」の本質である。

娘が、母親の傍《そば》にいるだけでしんどくなる、という理由がわかるであろうか。傍《そば》にいると、自然に、怒りが生じ、その怒りを抑えるという「葛藤」が生ずるからしんどいのである。

第二章 「うつ」の原因は何か

1 「うつ」と大脳生理学

(1) 「うつ」と脳内化学物質

これまで「うつ」とはどんな病気であるかを説明してきた。

要点は、他の精神病とは違って、極めて「まともな」人がなる病気だと説明した。

「うつ」は、責任感の強い、良心的で、間違ったことができない、まともな人がかかる病気である。

このように説明すると、素人は、気の持ちようでそうなっているのであれば、考えを変えたらよさそうなものなのに、と判断してしまう。

ところがである。ここでは、埋蔵金を埋めた地図を取り出して見せて、実は、その地図の通りに歩いてその場所へ辿り着いても、大金はなかった、という話をしなければならないのである。

人は、そんなややこしいことならいっそのことそんな話を持ち出さなければよいのに、と思うかもしれない。

だが、話には順序がある。どうしても「うつ」を、「気」の病いだと思い込んでいる人に対して、「うつ」は、原因として、脳内化学物質が健全な人と違って少なくなっていることによる、という説明をしておかなければならないのである。

だからと言って、私は、薬物療法が万能であると言おうとしているわけではない、ということも承知しておいてほしい。

とにかくここでは大脳生理学の立場から「うつ」の原因について説明しておかなければならない。それが科学を信奉する者の立場である。

(2) 脳内化学物質の濃度の低下

私は、「うつ」の人は、まともな人である、と言っている。問題があるとすれば、それは自分にきびしすぎるという点にあると言っている。

そのように言うと、世間の人は、「うつ」は、気にしすぎで、きびしすぎるのだからその考えを改めさえすればよいと考える。そして、患者さんに対して、「気にしすぎよ」とか「気にしない、気にしない」と言って深刻に考えないように助言すれば、それで気は休まると思っている。

このような考え方は、大脳生理学の立場から言って誤りである。

それは「うつ」という病気は、脳内化学物質であるノルアドレナリン、ドーパミン、セロトニンの濃度が低下することによって起こる、ということがわかっているからである。

これら脳内化学物質が「うつ」の発症に関係していることは偶然の発見による。というのは、高血圧の患者さんは、医師から降圧剤である「レセルピン」を処方されることがあるが、その副作用として「うつ」になることもあるということがわかったからである。

そこでレセルピンが脳内化学物質にどのような作用をするのか、ということが問題になる。

少々専門的になるが説明してみよう。

レセルピンは、脳神経のモノアミンニューロンの末端にあるシナプス小胞に、モノアミンが再吸収されることを遮断する作用がある。そして、シナプス小胞に吸収されないモノアミンは、ミトコンドリアにあるMAO（モノアミンオキシダーゼ）で破壊されるので、神経末端でのモノアミン（脳内化学物質）は消滅する。

「うつ」は、単に「気にしすぎ」というような単純なものではない。

また、「うつ」が、脳内化学物質の濃度の低下によることがわかってくると同時に、次のようなこともわかってきた。

それも偶然の発見であるが、結核という病気がある。誰もが結核菌に感染してなるのであるが、さらに栄養不足や病弱など、「体力」が不足すると結核という病気になる。

医師は、結核菌の増殖を防止する作用があるイプロニアジドを患者さんに処方する。

この抗結核剤に、たまたま副作用があり、患者さんは、薬を服用すると「幸福感」を感じたりする。ということになると、この化学物質は、とかく悲観的な気分に支配されがちな「うつ病」の患者さんの気分を転換するのに有効であるということがわかる。

このような化学的な根拠をもとに、スイスのR・クーン Richard Kuhn（一九〇〇〜一九六七、生化学者）は、イプロニアジドに含まれるイミプラミンが「うつ病」の治療に有効であることを発見した。つまり、イミプラミンがモノアミンの再吸収を阻止することになるので、シナプス間隙でのモノアミン濃度を上昇させることを立証した。

このようなことがわかると、「うつ」を単なる「気の持ちよう」とする精神論だけで片づけるわけにいかない、ということがわかる。

2　抗うつ剤は、万能か

「うつ」の患者さんは、疲労感でヘトヘトになったり、罪悪感で、自分が話したり行動したことがよくなかったと自分を責めたり、何もする気がしなくなったりして苦しむ。

その点、抗うつ剤があれば、その苦痛から解放される。

だが、問題はすべて解決したわけではない。

というのは、「うつ」の患者さんの中には何年も通院し、投薬されている人もいる。薬には苦痛をやわらげる力はあっても、病気を根治する力はない、ということも承知しておかねばならない。つまり、薬物は、永続的に効果を維持するのではなく、数時間もすれば、尿になって体外に排出されるわけで、一日に三回は飲まなければならない。

薬物は、症状の一時押えになったとしても効果は永続するわけではない。

永続するわけではない、とはいえ、「うつ」が患者さんに与えるその苦痛を考えると、私は、薬は極めて大切である、と思っている。「うつ」はそれほど患者さんに堪え難い苦痛をもたらし、「死にたい」と思わせることがあるからである。

ここで再度冷静に「うつ」の原因について考えてみなければならない。

「うつ」は単に「気にしすぎ」とか「悲観しすぎ」という病いではない。これまで述べてきたように、「うつ」とは、その人の生き方、考え方によって脳内化学物質であるノルアドレナリン、ドーパミン、セロトニンの濃度を低下させることが原因である。

そこで、セロトニンの濃度を低下させない薬効がある「イミプラミン」を患者さんに服用させれば問題は解決するかのように考えられる。

しかし、薬物は数時間で尿になって排出される。

つまり、薬は、苦痛の一時押えになっても持続力はない。だから薬が万能であるというわけではない、ということを再認識しなければならない。

ここで、再度、「うつ」は、単に気にしすぎで起こるものではない、といった原点に立ちかえって考えてみる必要がある。

「うつ」の患者さんは、これから詳細に紹介するように、良心的であり、自分に対してきびしい考え方をし、時には、自分を卑下し、傷つける。このような「生き方」「考え方」が改められない限りは、脳内化学物質の濃度の低下を防止することはできない。

極論すると、薬物では、患者さんの「生き方」「考え方」を変えることはできない、ということである。

それはそうであろう。薬によって、人間の「生き方」「考え方」などを変えられるはずはない。人間にとってその「生き方」や「考え方」は、最も大切な人間を人間たらしめている根幹である「人権」や「個人の尊厳」にかかわる部分と言ってもよい。

たしかに、患者さんの「生き方」や「考え方」は、患者さんに多大の苦痛を与えている。だからと言って、一片の薬物によって、「生き方」や「考え方」まで変えられる、ということはありえない。

もし、そのような薬物が発明されたとすれば、それはＳＦ映画の世界の物語となる。

たとえとして適切でないかもしれないが、北朝鮮の人々が、その生き方、考え方（共産主義思想）のため苦しんでいるとしよう。もし考え方を変える薬があったとすれば、水源池に薬を撒布《さんぷ》すれば、人民の考え方が変わり、幸福がもたらされることになる。

私は、そんな薬は発明されることもないし、いくら心に安らぎや天国のような安穏がもたらされる、と言っても、そんな薬は麻薬以外の何ものでもない、と断言できるであろう。

われわれは、薬物は、大切だと思っているが、それは、あくまでも、苦痛の一時押えである、という限界を知っておかねばならない。

大切なことは、「うつ」の人に苦痛、不快、不安をもたらす、その人の「生き方」「考え方」を改め、変更することである。

そのためには、信頼できるカウンセラーとともに、自己検討のための話し合いが大切であるということを再認識しなければならない。

3 「うつ」のきっかけとしての「対象喪失 object loss」

「うつ」になる原因として、古くから「対象喪失」が問題とされてきた。われわれ専門家も、

「うつ」の引き金やきっかけになると思っている。

ここでは、しかし、「対象喪失」を経験した人がすべて「うつ」になると言うのではなく、なる人もあれば、ならない人もある、ということを知らねばならない。

そして、「うつ」になる人にとって、「対象喪失」とは何か、ということをよく知っておく必要がある。

「対象喪失」のよくある例としては、最愛の子どもや親を交通事故などで突然亡くした、とか、配偶者や恋人と死別したショックで「うつ」になるという場合がある。

また、不幸な場合だけでなく、最愛の娘が結婚したことによって、喪失感を招来して「うつ」になるという例もある。

これらは、その人にとって重要な「人」の場合であるが、その他、喪失する「対象」の中には、地位や名誉、あるいは財産、家なども含まれる。

たとえば、長年会社に勤務し、その仕事や地位に満足し愛着を感じていたが、停年退職で退社してから、無気力になり、何もする気がなくなり虚脱状態になってしまった、という人もいる。

中には、これまで華やかにテレビや新聞等でもてはやされて生き生きと活躍していた人が、突然、自分の失敗とか、偶然その機会に恵まれなくなった、というような生活の激変によって「うつ」状態になる場合は芸能界ではよくある例である。

すでに、「自殺」の項で述べたが、人間が営々として築いてきた「地位」や「名誉」を失墜するということも、対象喪失の例である。政治資金規正法によって責任追及され、連日マスコミに追われ、国家議員会館を事務所にしているのに「家賃」として計上したり、「何とか還元水」に使ったと言いわけしたりしていたが通用しなくなり、農水大臣という「名誉」を失墜しかけた、ということも、「対象喪失」の一例である。

あるいは、韓国大統領の投身自殺に言及したが、その当時、検察当局の、親族による資金疑惑で捜査が始まろうとしていた時であり、結果によっては、大統領の半生をかけて築いた地位や名誉が一瞬にして崩れ去ろうとしていた時である。

注意しなければならないことであるが、「対象喪失」とは、その人が大切にしてきた「人」や「物」「財産」「地位」「名誉」を失ってしまうことである。

その重要性は、その人個人の価値観によって評価される「重要度」である。そして、「うつ」になる人は、評価の基準が高い、とか、自分に「きびしい」人が多い。

そのため、猛烈に努力をする傾向がある。そして、その努力が奏効している間はまったく順調なのであるが、偶然、何かのきっかけで、自分の努力がまったく効果を上げていないのではないか、と気にするようになる。

それは、自分よりできる人に遭遇するとか評価の基準に疑念を生じたりするのだが、ちょうど、回し車の中を走らされているマウスのように、全力疾走をしても目標に到達しない、ということになる。すると、「自分はダメだ」「自分は無能だ」という観念にとりつかれて、自分をさげすんだり、けなしたりすることがある。

「対象喪失」は、人によって違いがある。だから原因というより、きっかけ、あるいは端緒として考えた方がよい。

また、時には、対象の喪失とは言うが、別に、重要な人や物（対象）がなくなったというわけではなく、依然として存在するのに対象喪失という場合もある。

たとえば、ある日突然「喪失」を自覚するという体験が原因である場合もある。

よくある例として、それまで何の風波もなく平穏無事に暮らしていた女性が、夫の素行に疑念を持ち、私立探偵を使って調査すると「不倫」が判明し、問いつめると、結婚当初から相手と関係していたということがわかり、その時は絶望感と強大なショックで、何をする気力もなくなり、毎日が放心状態で、化粧も、着替えもしなくなって一日を過ごすようになった、という例もある。

不倫をする汚い男は存在するが、最愛の尊敬する夫がいなくなったのである。

たとえば、Eさん（四六歳）は、薬科大学を優秀な成績で卒業し、製薬会社の研究部門で働いているが、「うつ」の症状で相談に来所した。

Eさんは、自信喪失が顕著である。会社では、大学を出ていない作業員に対しての劣等感はないが、自分と同等以上と思う職員に対しては、一種の「恐怖心」を抱いている。目を合わせることができない、とか、トイレに行くと、出られなくなるという症状が出て、医師から「うつ」の診断書をもらい、休職中である。

Eさんは、（ほかの患者さんもよく汚い言葉で自分を表現することがあるが）自分のことを「無能なバカ者なんです」「何もできない阿呆な奴なんです」と自嘲的な言い方をし、向上心も自尊心も失っていることがよくわかった。

人間にとって、主観的ではあるが、ある日、「自分の価値」という大切なものがない、と自覚することも「対象喪失」ということになる。

われわれが、今、生きている現実は、そんなに確実なものではなく、有為転変が当たり前であり、仏教用語で言えば、「色即是空」がこの世の姿であると思っている。すべての人は、このような不確実な現実の中で生きている。

大切なことは、「対象」の有無よりも、その「現実」を、自分がどう受け入れ、嘆いたり悲しんだりすることができるかどうか、ということがより重要である、ということである。

われわれは、治療者として、日常の業務の中でさまざまなことを患者さんから学ぶ。「対象喪失」によって、「うつ」になる人もあれば、ならない人もいる、とは冒頭で述べた。「対象喪失」によって「うつ」になる人は、喪失体験に遭遇して、嘆いたり、悲しんだりできない人である。

「第五章以下の治療編」において述べる予定であるが、嘆いたり、悲しんだりすることによって患者さんを治療するテクニックは、「悲嘆の仕事 mourning work」と言う。「うつ」の人は、それがうまくできない、という事実がある。われわれは、それは、当然であろう、と思っている。

しかし、できない、とか、当然だ、と言うことは、治療放棄と同じになる。だからさまざまな工夫をするが、それは「治療編」において詳述する。

ここでは、ただ、嘆いたり、悲しんだりすることが大切なのだが、「うつ」の人はどうして上手にそれができないのか、ということを知っておかねばならない。

もちろん、「うつ」の人は、自分にきびしいからできないのであるが、「うつ」の人は、どうして「きびしい」のか、ということと深くかかわっている。

それは、本来ならば、家庭がしなければならないことをしてこなかったからであるということに尽きる。

家庭がきびしい。嘆いたり、悲しんだりする子どもを、普通の家庭なら、親が一番先に気づいて、その気持ちを受容する。しかし、親にもさまざまな事情がある。自分が育った家庭の事情に由来する悩みもあるし、結婚した家庭がさまざまな事情に遭遇し、親自身に余裕がないなど「機能不全の家庭」になっている、ということもある。

われわれは、「うつ」を考える場合、「対象喪失」の根本には、親も子も、「許容的な親」に育てられていない、ということに思い至らねばならない。

「対象喪失」という事実は、直接「うつ」の原因となるのではない、という研究者もいる。大切なことは、体験そのものよりも、その事実を、人がどう受け止め「喪失」によって蒙《こうむ》る精神的ストレスをどのように解消するかということである。

通常ならば、嘆きの感情や怒りの感情を表出し、それを受容してくれる人（通常は親）がいて、心を癒してもらうことができるなら「うつ」になることはないし、仮になっても「うつ」は克服できるのである。

しかし、これから検討するように、その大切な親が「癒し系」のやさしい人ではなく、愛情のうすい、きびしい人である場合は、子どもは、「悲嘆」や「怒り」を親に聞いてもらって慰《い》撫《ぶ》してもらうことはできない。

われわれが聞いても、患者さんは、これまで自分の苦しみを親に話したことがない、と言う。こうなると、きびしい親に育てられた人は、そのことだけで、告白もできないことになる。そうすると、精神的なストレスをかかえた「自分」をやさしく受け止めることもできなくなる。

米国のR・バレットRoger Barrettという研究者は、次のように言う。

「うつ」の患者さんの幼少期を見てみると、親から達成や成功などを陰に陽に強制されていることが多い。また、親は、子どもをほかの子と比較したり、不当に従順を強要したりしているし、子どもも親のこのような要求を必死になって充足しようとして生きてきた人が多い。

次章においては「うつ」の患者さんの生育歴について検討してみよう。

第三章 「うつ」の患者さんの生育歴

1 コミュニケーションの視点から

人間という動物は一人前になるまでに最も長い時間、他者からの世話を必要とする動物である。最初は親から、次には保育士や学校の先生などから、どのようなことがあろうと約二〇年間は、常に誰か他人から世話にならなければ、まともに生きていくことができない存在である。

人間の赤ちゃんは、生まれたばかりでは、単なる「肉の塊」のような存在である。それが最初は、母親に抱かれ、母乳を飲ませてもらったり、排泄の始末をしてもらったり、歩けるようになるまでは、手で支えてもらったり、歩行器を与えられ練習したり、手をつないでもらって移動することを学ぶ。

赤ちゃんは、最初は、泣くことしかできないが、満一歳にもなると言葉を覚え、コミュニケーションの手段を身につけるようになり、同時に、「他者との関係」も学習するようになる。

人間は、他の動物と違って知的能力が高いが、他者を理解したり、自分の意思を伝達したりすること、つまりコミュニケーションの能力を身につけることが最重要な課題である。

人間が生まれた直後の状態を想像すると、自己と他者の区別もできていないはずである。目も見えない。耳も聞こえない。数日して音が聞こえるようになるが、識別するための準拠枠を持っていないわけであるから、それが雑音なのか人の声なのかわからない。また、目が見えるようになっても、それが何か識別することはできないはずである。

生まれて一日もすると、空腹を自覚するはずであるが、自他の区別もできていない時であるので、言わば「全世界」が飢餓状態にある、と言ってもよい。

赤ちゃんは、誰かに訴えるという意識もなく、体内の飢餓感を爆発させ、泣いているが、それはまだ意思表示と言えるものではない。

赤ちゃんが泣くと、母親は、即座に乳房を口にふくませる。しかし、赤ちゃんは空腹だけで泣くわけではなく、排泄物で汚れているとか、抱っこしてほしいとか、さまざまな欲求を泣いて訴える。

傍《そば》にいる母親が魔術的に赤ちゃんの欲求に的確に気づいて対応できるとは限らないが、それが、赤ちゃんのコミュニケーション能力の発達に寄与する。

赤ちゃんが泣く。母親は、乳が欲しいのだと思って与えるが泣き止まない。赤ちゃんは抱いてほしい、と思っているとする。抱いてもらうまでは、オムツを開いてみても満足しない。母親は、赤ちゃんの求めているものを試行錯誤でやってみるが、抱っこして初めて泣き止む。こうして、親が「抱っこだったのね」と言って、赤ちゃんは、自分の欲求が「抱っこ」ということだと言葉を覚える。

「精神の発達」には言語は不可欠の要因である。

若い母親の中には、われわれが乳幼児に対する語りかけの重要性を強調しても、赤ちゃんの精神はそこまで発達していないので、何を話しても無意味ではないか、という人もいるので唖然とすることがある。

赤ちゃんは、標準的には、満一歳になって、やっとお母さんを意味する「ママ」と、生きていく上で大切な栄養である「マンマ」という二つの言葉を獲得するが、乏しい言語表現に惑わされて、「表現能力」は乏しいとしてもそれをはるかに凌駕する「理解能力」の豊かさを無視することはできない。赤ちゃんに話しかける人は良いお母さんである。

このように見てくると、赤ちゃんの「対人関係コミュニケーション」は貧しいが、心の中の「体内コミュニケーション」は豊かである、と言うことができる。

その点、われわれのカウンセリングの「場」は、さまざまな「育児」の実験の場のようなものである。

たしかに、カウンセラーは、来談するクライエントに指示して、さまざまな育て方を試みてもらうわけではない。そうではなくて、まず、クライエントの持っている問題が提示される。

われわれは、提示された問題、たとえば、「うつ」とか「自殺」「不眠」「強大な疲労感」などを知らされ、患者さんが、どう育てられたのかを聞く。

これらの症状や問題行動を持った患者さんの生育歴を聞く。

すると、「このように育てると」「このような症状や問題行動が発症する」ということがわかってくる。われわれが実験条件を設定して「育児」を指示したわけではないが、クライエントが、育児の仕方と発生した結果を教示してくれるわけである。

2 赤ちゃんは満一歳までは「胎児」である

赤ちゃんが生まれてくる。常識的には、新生児も母胎から離れ外界で生活するようになると一人の人間として生存することになる。

だが、人間の赤ちゃんは、すべて未熟児であって、「胎児」として扱ってやらねばならない、ということを理解しなければならない。

というのは、他の動物とは違って、人間だけは、二つの胎児期を過ごす、と私は考えているからである。それは、母親の母胎内にいる「子宮内胎児期」と、出生後約一年間の「子宮外胎児期」である。

なぜ、人間の子だけは、出生後も胎児期を過ごさねばならないのか、という理由を説明しなければならないのであるが、それは、人間の知能の発達と深い関係がある。

他の動物と違い、人間だけは急激に知能が発達した。そのため、頭脳、頭蓋骨が大きくなったため、出産時、母胎から骨盤、産道を通って外界に出てくることができなくなるので、すべての人類は、「早産」の状態で、人生を開始しなければならない。

つまり、出生しても、まだ約一年間は、「胎児」の状態で生活をしなければならない。それが証拠に、ほかのどのような動物も、出産と同時に、自分の足で立って歩き始める。母親の母乳を求めて乳房に近づく。もちろん排泄の介助を受けることもない。

だが、人間の赤ちゃんだけは、生まれてもすぐには立てない。オムツの世話にならねばならないが、それは、たれ流し、ということであり、母胎内で生存していた時と同じ状態である、ということである。

また、胎児は、母胎内で生存しているが、母親の臍帯《さいたい》を通して、栄養物も自動的に補給されるし、廃泄物も処理される。

つまり、新生児はまだ胎児なのであるから間断なく授乳し、排泄物も「たれ流し」の状態であることを容認しなければならないということなのである。

生物としての人間のこのような特殊な状況は何を意味するかということが大切なのであるが、人間の赤ちゃんは、「胎児」と同じであるので、ほぼ完全な保護と愛情を与えて育てなければ、後年、発育上の障害に直面して養育者は後悔しなければならなくなるのである。

われわれカウンセラーは、日常のカウンセリングの活動を通してクライエントの生育歴や親子関係を知ることになる。

クライエントは、「うつ」の人ばかりではないが、「うつ」の患者さんに限って検討してみても、幼少期からの生育歴に問題があるというケースがほとんどである。

たとえば、以下に紹介するように、クライエントは、赤ちゃんの時から親に放置されたまま育ったという例が多い。

生育歴と症状獲得との関係は、たしかにほかの実験のようには「人間の尊厳」という立場から実験できない。しかしわれわれは、相談に来所した親や子どもから、育児の実態を聞き、症状形成との関連を教えられるわけである。

クライエントや親は、世間から教えられることもないし、学ぶこともないので、育児の基本的な知識のないまま、赤ちゃんや子どもを粗末に扱って、「うつ」という重大な結果を招いているという例が多い。

「うつ」の患者さんの親が「うつ」であるという例もある。また、まじめで勤勉な人が、非意図的に気がつかないまま、家族や子どものためにと思って仕事に献身するあまり育児を粗略にして重大な結果を招いて、後悔しているという例もある。

3　「うつ」の患者さんの幼少期

(1)　M子さんの事例

クライエントはM子さん（二三歳）。中学に入学してすぐ不登校になり、そのまま「閉じこもり」が続いて今日に至っていると言う。

母親と一緒に来所したM子さんは、前髪を伸ばし、簾《すだれ》の奥から外を窺《うかが》うようなオドオドした目が印象的である。

私からの質問には直接答えることはできないことはないが、「はい」「いいえ」程度の簡単な返事だけで、母親が本人のことを説明した。

「M子は、今回来所する時もたいへんで、前夜入浴したばかりであるのに、外に出るとなるとシャワーで全身を洗い、化粧には一時間以上かかる。服を着るとなると、どの服を着るか迷って、一度着て鏡の前に立ち、着替えては再三鏡で自分を映しても満足しないまま、バスに乗り遅れるということで家を出た」と言う。

「うつ」の患者さんのこだわりはさまざまであるが、患者さんは、自分の体が匂わないように、とか、服装や化粧で変に思われないよう、不快感を与えないよう配慮するあまり、どれだけ時間をかけても「完全」という基準からして満足できない。それは、自分に対して「きびしい」基準で見るからである。

同じように、M子さんもきびしい心を持っているので、不完全な自分が許せないのであるが、完璧な外観を取りつくろっても満足できないのである。

M子さんは、どんな育ち方をしたと言うのだろうか。

それにはM子さんの出生当時の事情と「家業」の説明をしなければならない。

M子さん一家は中京地区の駅前で商店を経営している。創業者は祖父で、ビルを一棟所有し、一階は店舗用の食材の販売をしているが、店内からしゃれた階段があり、二階は喫茶店になっている。

三階以上はそれぞれ家族の居住空間になっているが、長男夫婦（子どもは独立）、M子さんの家族が三、四階に住み、祖母が五階に住んでいる。

ここではM子さんが幼少期どのように育ったか、ということを問題にしているのであるが、M子さんの母親は、次のように反省を込めて話す。

上の子が生まれ、離乳して二年目にM子さんを妊娠したのだと言う。

夫にも話したが喜んでくれた、と言う。姑も喜んでくれる、と思って報告したが、予想《よそう》に反して、「早すぎる」「こんな忙しい時に」と言われ、中絶でもせよと言うのか、と腹が立ったが、思い直し、「産む。迷惑さえかけなければ文句はないだろう」と、決心したと言う。

母親は、M子が生まれると、姉を保育所に預けた。そして、M子は、職場も家も同じビルの中だから、たびたび様子を見に上っていけるだろうと考えて部屋に寝させていた、と言う。幸いM子は、泣きもしないでおとなしく待っていてくれた。ほとんど泣いたり後追いしたりすることもなかった、と言う。

われわれは、乳幼児期のこのような母子関係が問題だ、と思っている。

木造家屋の二階に赤ちゃんが寝ていて、階下の台所で母親が用事をしている、というのであれば、通常よく見かけることである。

しかし、ビルの中での店舗と住居であれば、それは互いに独立した居住空間であり、お互いに何があったとしても、それぞれのプライバシーが保てるようになっている。

赤ちゃんにとっては、お腹がすいた、とか、淋しい、抱っこしてほしい、オムツが汚れたということになれば、泣いて合図をする。しかし、傍《そば》に養育者がいず、泣いても怒っても、相手には通じないということであれば、次第に、「あきらめ」や「辛抱」という姿勢で生きなければならなくなる。

このようにして、おとなしい、聞きわけのよい子が育ってしまうのである。

われわれは、特定の個人を問題にするよりも、関係の「相互性 reciprocity」が問題だと思っている。

M子さんのような育ち方をした人は、親を困らせてはならない、という強い超自我ができる。親は親で、おとなしい子は自分にとって都合のよい子である。だから問題をかかえていても気づかない。

子どもは、親が口に出して教えたわけではないが、自分なりに、親を困らせてはならない、黙って耐えなければならない、と自分に言って聞かせる「きびしいインナーペアレント」が育つ。

人間は、それぞれ状況に応じて感情を持つように作られている。たとえば、M子さんのような育ち方をした人は、常時、「淋しい」「恐ろしい」「不安」という感情を持って生活している。だが、同時に、このような不快な感情に常時直面しているのは耐え難いことなので、「淋しくない」「こわくない」と自分に言いきかせて生活をする。

「うつ」の患者さんは、面接場面でもよく笑顔で話をしていることが多いが、「反動形成」や

「否認」の防衛機制を使って事態に対処しようとしていることがよくある。つまり、「うつ」の人は、自分にきびしい人であるが、誰もが当然感じる「気持ち」を無視して生きようとしているると言ってもよい。

(2) T君の事例

T君（二七歳）は、関東の人である。紹介者がいて、親からの相談で来所するようになった。T君は若いのに、その気力もなく、疲れ果てたという表情で、面接室に入ってきた。彼は、カウンセリングを受けるのは、私のところが初めてではない。だから、親からすすめられたとはいえ、わざわざ関東から関西まで新幹線を使って来所するわずらわしさを予測して投げやりになっていたかもしれない。

T君が関西に来るメリットは、ガールフレンド（H子）が大阪に住んでいるということで、デートをするには便利であるということくらいであろう。彼女とは、海外にいる時に知り合った。彼女は、現在、旅行会社で海外旅行の添乗員をしている。

T君は、外国の大学を卒業している。しかし、卒業後、家業を手伝うわけでもなく、就職をしようという気もない。

大学もスムースに卒業したわけではなく、在学中、家族を心配させるような問題があった。それは、後に紹介する。

T君は、何回か面接をするうち、自分のかかえている問題に正面から取り組む気になったのか、京都で月決めの賃貸マンションに移ることにした、と言う。治療は必ずしも順調ではなかった。時には、「五メートルの勇気がなくて五〇年苦しまなければならないのです」と投げやりな口調で言う。

「それはどういうこと?」と質問すると、T君は、

「五メートルとは、リビングの自分の座る場所からベランダまでの距離で、そこまで足を進める勇気さえあれば、ひと思いに飛び降りて、あと五〇年の苦しみの人生から逃れることができる、という意味なんです」

と言う。

T君の治療のプロセスや問題点は、後の「治療編」において紹介するが、ここでは、「うつ」の人の幼少期の一例として、T君がどのように育ったか、ということを紹介したい。

「うつ」の患者さんは、自分がどう育ったかということが問題だということはあまり自覚していないことが多い。だから治療者は、意図的に質問することによって、患者さんの自己理解

を援助しなければならない。

T君の場合、次のような家庭の事情と幼少期がわかってきた。

T君の家は、巨大卸売市場の仲買人をしていたが、やり手の祖父の代に繁栄し、都心でマンションを一棟所有するなど裕福である。しかし、夫婦の間には男の子が生まれなかったので、長女に婿養子をもらい、仲買いの権利を取得し、一家は二軒の商店を経営するようになった。夫婦の間には、T君ら三人の子どもが生まれたが、祖父が急死してから夫婦は離婚し、T君の父は家を出て行ってしまった。

二軒の商店の経営は、仕事に不慣れなお母さんの双肩にのしかかってきた。番頭も従業員もいたが、仲買いの仕事はT君のお母さんがしなければならなかったのだという。

T君の母親は、毎日、深夜二時に起床し、卸売市場でセリに参加する。落札した鮮魚は、得意先に配送する手配をするが、それは午前中であり、帰宅するのは、毎日午後二時である。

T君たち子どもの世話をするのは祖母であるが、子どもたちが母親と接触するのは、夕方五時までの短い時間で、母親は、ほとんど一人で夕食をとり、深夜に起床するため早く就寝し、話をしたこともない、と言う。

T君は、ゆっくり母親と話をしたことはないが、自分の家は、母親が働かねばやっていけない家庭だから、それが当然なのだ、と思い込んでいた、と言う。

T君は、それでも、小、中、高校時代は、特に問題はなかった、と言う。

そして、高校卒業後、外国の大学に入学することになる。学友は日本人の方が多かったと言う。

最初の異変は、T君の卒業寸前に起こったと言う。母親の話によると、突然、電話がかかってきて、理由も言わず、「死ぬ」と言う。唐突で、何のことかわからないが、事が重大であることはわかるので、母親は、仕事があるので、T君の叔母（母親の妹）にすぐ渡航してもらった、と言う。

叔母は、T君の借りているマンションの玄関で来意を告げたが、頑として扉を開けない。そして、ただ「お母さんはなぜ来ないのだ」と言う。

叔母は、この事態を姉に告げ、「母親でなければ問題は解決しない」と言って、母親に来訪してもらってやっとT君は落ち着いて、勉学を続けることになった。

T君は、その後、大学を卒業し、日本に帰ってきた。しかし、就職もしないし、家業の手伝いもしない。理由を聞いても返事もしない。このようにして数年が過ぎたが、最近になって、「死にたい」と言うようになったので、放置することもできず、近親者を援助したことがある私が紹介され、援助を依頼してきた。

T君の住所は東京である。

当初は、新幹線を利用して通所していたが、時間も経費も無駄になるので、京都駅近くのマンスリーマンションを借り、そこから通所するようになった。

T君の心理や生活の変化、治療の経過などは、第六章の3及び第七章の5の(1)(2)で紹介するので、ここでは、T君の幼少期の紹介にのみとどめる。

(3) J子さんの事例

J子さん（三六歳、独身）は「うつ」であるが、J子さんの母親（六一歳）も「うつ病」である。

「うつ病」に限らず、母親が精神的に問題を持っている場合、その子どもはどうしてもハンディを背負うことになり、悩みを持って生きることが多い。

J子さんは、母親に対して普通ではない恐怖感を持っている。そのため強く自己主張ができず、どうしても病人の言うがままに動かされてしまうようである。

J子さんは交際している男性がいる。その男性は結婚を希望している。J子さんは、別に反対する理由はなく、結婚してもよいと思っているが、このことは絶対に母には話せない、と言う。

というのは、母が知れば反対するだけでなく、生きる死ぬ、というほどの大騒動になることは火を見るよりも明らかである、と言う。

その点、妹は、大胆にも交際中の男性がいることを公言している。もちろん、母親は大反対で、実際に結婚することになれば、大騒動が起こることになる、と知っているので、まだ結婚はできないのだ、と言う。

カウンセラーとして、私は、自分の希望を話せない、ということは不幸なことではないか、どのような理由があるのか、と軽い気持ちで聞いたが、深刻な話になってしまって沈黙せざるをえなくなった。

というのは、J子さんの母親は、J子さんが、四〜五歳のころ、「お前も一緒に死のう」と言って自殺しかけたことがあり、そのことは、今でも現実の問題として、自分をおびえさせている、と言う。だから、どのような問題であれ、究極においては、母の意思を通さざるをえないのだ、と言う。

家族社会学者のM・キャンベル Macfie Campbell は「家族とは、その最も異常な家族員によって支配される独裁制である」と言う。つまり、家族が集団としてまとまって生活するためには、そのメンバーの中の最も健全な人によって動いたり、まとまったりするのではなく、その中の最も異常な人の言いなりにならざるをえない、と言っているが、このことは真実である。

J子さんの母親は、「うつ」であるが、絶対に病院には行かない、と断言している。だが、毎日が苦しくて、病臥《びょうが》したままで、あげ膳、すえ膳で、家人が部屋の前を通る時に、わざと溜め息をついたりするのが一番いやなのだ、と言う。それでいて、後述するように、娘たちの動静には異常に気を配っていて、外出するとなれば、必ず「行って来ます」と言って行き先を告げねばならないし、帰宅すれば、母親がどこにいようと（トイレの中でも）探して「ただいま」と帰宅したことを告げねばならないのだ、と言う。

母親の「うつ」がひどくなったのは、J子さんが小学二年のころだと言う。

母親の話によると、学校でPTAの会合があり、役員になる人がいなくて困っていた、と言う。その時、よもや自分がなるとは思わなかったので、「クジで決めれば」と言ってしまった、と言う。そしてクジを引くと自分が当たってしまい、死ぬほどの思いで役員をしたと言う。

この時の自分の苦しみから母親は、J子さんにだけは自分のように引っ込み思案の人間にさせてはならないと、進んで積極性を身につけさせ、何でも役を引き受けさせようときびしくしつけたと言う。

J子さんは、小学生のころから母親によく言われたことを思い出すと言う。「それはどんなこと?」と問うと、母親は「ちゃんと言いなさい」ということだと言う。J子さんは、言う。私は言っているのです。母は、「え?」と聞き直したり、声が小さいとよく言う。私は、しかし、大きな声は出したくない。出そうとすると体中がだるくなり、しんどい。私は、そんな自分を「情けない」と思っていて、よく腹痛や下痢になった。

今日、面接のためここへ来る時、公園で小さな子に母親が話しかけている姿を見かけた。その母親は、しゃがんで同じ視線で子どもにやさしく語りかけている。私にはこんなことはなかった。

小さい時のことを思い出すと、妹はいつも母に抱っこされている。私は、それを見て、指定席は一つだな、と思って、「うちも」と言えなかったことを思い出す。

ここでは、クライエントの幼少期の特徴を説明しているのであるが、どうしても、「治療法」に触れなければ説明のしようがないのでそうする。しかし、本来の趣旨は、あくまでも、幼少期の「母子関係」の特徴を説明しているのだ、ということを忘れてはならない。

私は、J子さんに、目を閉じ、妹を抱いている母親を想像し、自分も子どもになり、

「うちも抱っこして」

と言ってみなさい、と言った。

J子さんは、恥ずかしそうに思い切って言った。

私は、そこで、言ってみて「心」はどう感じたか、言いやすいか、言いにくいか、ということを自覚してもらうために問うた。

J子さんは、もちろん微笑を浮かべていたが、気恥ずかしそうに、「気持ちが軽くなった」

と言う。

言いやすいか、言いにくいか、と問われると、言いにくい、と言う。それは、今までこんなことを言ったことがなかったからである。

私は、J子さんに、自己理解をより確実にするため、ここで手鏡を持たせ、自分を映して、

「抱っこなんて言ってはダメ」

と言ってみなさい、と言った。そして、J子さんにそのように言わせて、今、自分の心はどう感じているか、と問うた。

すると、J子さんは、胸が苦しい、と言う。私は、そこで、「そうでしょう。これまで、あ

なたはずっとこのような場面では、いつも、自分を辛抱させてきたからです」と話した。J子さんは納得した。

同時に、私は、J子さんに、「抱っこなんて言ってはダメ」と言わせたが、言いやすいか言いにくいか、と問うた。

J子さんは、「言いやすい」と答えた。

私は、「そうでしょう。『うつ』の人は、いつもこのような場面では、そのような発想をしているからです」と解釈した。

そして、「これが、あなたの『うつ』でしんどい理由なのです」と解説した。

「うつ」の場合、ほとんど幼少期のことを不問にしている治療者がいるが、私は、絶対そのような視点では「うつ」は治療できないという立場に立っている。

ここでは、治療法にまで足を踏み込んでしまったので混乱が起こるかもしれないが、本項の目的は、あくまでも、幼少期の親子関係の重要性に気づいてほしい、という思いで記述していることを忘れてはならない。

第四章 「うつ」を作らないための基本的な考え方

1 あなたの家庭は「自由」か

「うつ」の人の子ども時代を考えてみると、第三章「生育歴」の項で検討してきたように、「うつ」になったのは、親が、子どもに対して、意図的ではないが苛酷な環境を与えてしまったからだ、と思うとよい。

子どもは、家庭で暮らしていたのであるが、独りで生きてきたようなものである。だから自己表現も自己主張もしない。

親としては、子どもが話もしない、主張もしないとなると、何を考えているのかわからない。そこで、自分から働きかけてこないので、親は、子どもを指図し、時には強制したりする。

子どもは、このような指示や強制する親をどうしても避けようとする。

子どもは、時には、指示、強制に反撥するが、親に従わないことで罪悪感も持つ。

われわれは、「うつ」の患者さんを治したい。そのため、まず、親も子も家庭生活で、「自由」にならなければ、と思っている。

家族は、子どもであれ、二〇歳を過ぎた成人した子であれ、夫も妻も、また姑も、もっと自由に生活してほしい。

では、「自由」とは何か。

家族は、「言うのは自由」「するしないは相手の自由」という原則で生きるべきである。

思っていることは、何でも言ってほしい。言わないより、言う方がよい。

それを聞いた相手は、「できることはする」「できないことはしない」。

それでは、何も動かないではないか、という人がいるが、これまで現状で生きてきたのであるから、現状維持で生きていくのである。改革が必要なら、相手をその気にさせる必要がある。自由なんだから、子どもは親に何を要求してもよい。もし、勉強したくなければ、しない。親も無理にさせようとはしない。叱るということは、強制なので、叱ってはならない。

また、二〇歳を過ぎれば、女の子であっても門限など決める必要はない。夜道は用心しなければならないが、もし遅くなることが心配であれば、タクシーチケットを渡しておいて使用するように言えばよい。

親も、多忙の日や疲れた日は、夕食の用意は面倒だから、そんな日は、外食してもよいではないか。

姑は、孫は自分の子ではないということを再認識し、嫁という「親」がいるのだから、子どもをどのように育てようと、指図したり文句を言ったりする権限はない。

こんなことを言うと、絶句して、反対する人がいるかもしれない。というのは、これまで、指図しても守ったことがないのに、もし何も言わず、自由にさせると、どんなことが起こるかわからない、と思うからだ。

だが、われわれは、家庭を無秩序状態にしようとしているわけではない。逆である。

外からのしめつけではなく、内から自然に秩序が回復するようにしたい。

それはどのようにして可能なのか。

家庭の中では、家族は、強制でない限り、言わないより言った方がよい。不満を持つ人を家庭からなくすためである。

言うことは何を言ってもよい。

たとえば、近々、家で法事がある。子どもは、親類の人と顔を合わせたくない、と思っているとする。

それなら、そのように言うことである。

親は、親類の人を呼んでいるのに、自分の家の子どもが出席しないなんて、そんな失礼なことはない、と思って、「出んといかん」と言って怒ることがあるが、その強制がよくない。

「言うのは自由」なんだから、するしないはともかく、気持ちは聞かなければならない。聞いた上で、自分も意見を言えばよい。もちろん、子どもは、親から「出席してほしい」と言われても、「するかしないかは、自分の自由」である。

家族は、親の時もあるが、子も怒ることがある。それは、相手を自分の意見に従わせようと「強制」する気があるからである。

従わない人間に腹を立てるのは独裁者である。

「怒る」というのは、自由の否定である。それより、出席できない理由を聞くことである。納得できるならそれを認めることが最善である。納得できなければ、子どもが納得できるように、親の考えや気持ちを説明すべきである。

怒るだけの親なら、子どもは、世間のルールや義理や人情をどこで学べばよいのか。他人が意見を異《こと》にした場合、どのように自己主張をするか、他人をどう説得するか、そのような大切なことを学ぶ機会や場は、家庭にしかないが、もし、家庭でできないとすれば、それはどこで学べばよいのか。

「強制」しか教えられなかった子は、次第に他人を強制するか、社会を恐れるようになる。

不登校の子は、学校（強制する所と思って）がこわい、クラスの子がこわい。親が「どうして？」と思うのであれば、家で「自由」でいることを教えてきたかどうか反省しなければならない。

また、子どもは、古い考えを克服して、新しい秩序を作り出すための自己主張の方法を学ばなければならない。

私が、なぜこのように「自由」を強調するか、と言うと、「うつ」の人は、自由でないからである。

世間の人の目を恐れ、他人が自分のことをどう考えているか気にして生きている。その思考方法や姿勢は、家族生活に由来する。

もう一度言う。われわれは、家庭を「自由」を学ぶ場にしたい。

世間には、逆に、家庭の平和や社会の秩序を維持するためには、家族に勝手な意見を言わせない方がよい、と思っている人がいる。だから、自分も我慢する。そして、相手にも我慢させる。「世間はそんなに甘くない」と思わせることが大切と信じている人がいる。

このようにして育った人は、どのような矛盾があろうと、理不尽な目に会わされようと、ただ「忍従」という姿勢で生きるのがよいということを学習させられる。

これでは、家庭が、嘘と偽りを学習する場になってしまう。それは、次に述べる「二重メッセージ」が横行する家庭になるということである。

2　他人の感情に責任を持つな

「うつ」の人は、家庭でも職場でも、周囲の人の動向、特に「気分」に敏感である。

周囲の人がもし怒っていたり、機嫌が悪かったりすると、自分のせいではないか、と心配する。それは、自分の言動と関係があると思うからである。

私は、「うつ」の人に言いたい。

仮に、周囲の誰かが、イライラしているとしよう。それは、あなたが原因という場合は稀で、その人特有の事情によってイライラしていると、考えられないだろうか。

たとえば、出勤途上、電車の中で足を踏まれたとか、後ろから「背中を押された」とか、奥さんとけんかしたとか、息子が入試で不合格だったとか、自分以外の理由で不機嫌なのかもしれない。

このような事情は、あなたの責任ではない。

職場の人とか他人だけではなく、夫や子どもなど家族が仮に気分を害しているとする。その原因もよく検討してみると、あなたが原因ではないという場合もあなたは責任を感じるということはないか。

他人のことも、家族のことも、自分が関係していない事柄であれば、自分は平気でいられる、というのであれば、心は楽である。

だが、少しでも「自分」がかかわっていると、責任を感じてしまう、というのであれば、よく落ち着いて私の意見を聞いてほしい。

たとえば、高校生の息子が雨に濡れて帰ってきたが、いつもと違って、鞄を玄関でほうり投げて奥に走り去った。

あなたは、息子の様子を心配し、朝のことを思い出す。

家を出る前は曇っていたが、息子は何か天気のことを気にするようなことを言っていた。独り言なのか、私に尋ねたのか、私は、天気予報でそのように言っていたので、「午後から晴れるわよ」と言った。間違ったことを言ったため、息子は雨に濡れて、怒っているに違いない、と責任を感じている。

「他人の感情に責任を持つな」と言われても、実際に私が言ったことが原因で、雨に濡れたのだから、私の責任ではないのか、と反論されるかもしれない。

私は、その時、善意か悪意か、ということを問題にする。でたらめを言って困らせてやろうと思って言ったことに対しては、責任を持つ必要がある。しかし、そうでなければ、責任を感じる必要はない。

私は、面接で、よく来談者に、「罪を犯す意なき行為はこれを罰せず」と言う。

その意味は、「相手を困らせてやろう、と思って言ったり、したりしたことに対しては責任を持たねばならない。しかし、毛頭そんな気がなければ、結果がどうあろうと、責任を感じる必要はない」ということである。

人間は、神でも仏でもないので、完全無欠ではない。知らずしらずの間に、他人が一番気にしていることを口にしているかもしれない。

そのような場合、われわれは、不完全な人間として、お互いが許し合うことが必要だと思うのであるが、あなたはどう思うか。

このような原理原則が承認できるとするなら、他人にも、同じ法則を適用すべきではないか。たとえば、自分では遅刻しそうになったと気にしていたが、朝、九時に、「おはよう」と言われて、「遅いじゃないか」と言外に皮肉を言われた、と怒っていた人がいた。しかし相手にその意図がなければ、非難すべきではない。

また、音を気にする人は決して少なくはないが、隣家の赤ちゃんの泣き声、近くの公園で遊ぶ子どもの声、あるいは、レストランで誰かがナイフを床に落とした音がすると、顔をしかめて腹を立てている人がいるが、それらはわざとしているわけではないので、腹を立てたりすることではない。

しかし、このように言っても、「うつ」の人は、自分が周囲に迷惑をかけてはならない、という「きびしい戒律」を守っているので、周囲の人にも同じ基準で、戒律を守ることを要求するのである。

このような生き方、考え方をすると、世間が窮屈で仕方がない。さらには、自分が、そうであると、世間の人もそのように行動するものと考えているのである。

ここで、あるクライエントの話を紹介してみよう。

彼女（主婦）は、隣の奥さんがたまたま金槌《かなづち》を貸してくれないか、と尋ねてきたので、貸した、と言う。

それから彼女は考える。隣の奥さんが金槌《かなづち》を返しに来た時、自分がいないと受け取ってもらえないので、困るのではないか。

すると、気軽に外出ができない。だから、次の日も、その次の日も外出を控えていた、と言う。

彼女はその次の日、買い物にスーパーへ出かけた。

それがまた彼女を苦しめる。隣の奥さんは金槌《かなづち》を返しに来たが、自分がいなかったので受け取ってもらえなくて、無駄足を踏んだと思って怒っているのではないか、と心配になってくる。

「うつ」の人は、めったに他人に迷惑をかけたりすることはない。だから、他人も同じように行動したり、気を使ったりしているものと思う。

しかし、普通の人は、そんなに気を使って生きているわけではない。もっと自分の「善意」を信じて生きている。

私は、クライエントに言う。

「罪を犯す意なき行為はこれを罰せず」という考えで行動すべきである。特に、世間には、さまざまな人がいるのだから、「他人の感情に責任を持つ必要はない」。

この原則によって行動して、どんなに大きなトラブルが生じるか、大事件が起こるか、それは次週の面接で話してほしい、と。

3 「頭のコトバ」と「体のコトバ」

人間が話すコトバは、神経生理学的には、大脳（頭）が考えて話す。ところが、「心理的」「主観的」には、頭で考えて話をする人もいるし、心に思い浮かべたことが自然にコトバになって出てくるという人もいる。

第五章の「二重メッセージ」の項で論じるように、われわれは、常に、「立て前」でなく、「本心」で話すことが大切であると私は思っている。

たとえば、「政治」の場においても、政治家が「立て前」で言っているのか「本心」からそう思って言っているのか国民は本能的な嗅覚を持っている。

中国の政治家はペーパーなしで、所信を雄弁に堂々と話すが、そんな姿を見ると、寝ても醒めても国の将来のことを考えている人は、何の用意をしなくても（実際には用意をしているのだろうが）、常にそのことを考えているから、体からコトバがほとばしるように出てくるのだなと思う。

「立て前」というのは「頭のコトバ」であり「本音」は「体のコトバ」であるが、頭の中だけで考えたコトバは「心」に響くことはない。

その典型例は、公式行事等で披露される政治家、官僚の式辞である。祝辞はほとんど役人の作文であり、政治家はそれをただ読んでいるだけである。日本人は、形式を重んずるので、公式の場などでの祝辞のむなしさや、こんな無意味なことはない、と思っていても、言うことさえ憚る。

今、ここで、このことを持ち出したのには理由がある。

もし、これが、「家庭」という人間の情緒豊かな交わりの場で、心にもないコミュニケーションが横行するとすれば、これほど空疎な生活はない。

子どもは、ほかの家庭や親と生活することはないので比較することはできないが、自分の家庭が、お互いに遠慮し合って、本音で暮らせない場合、そのむなしさは、計り知ることができない。

「うつ」の患者さんは、第三章でも述べたが、弱音を吐いたり、感じていることをありのまま告白したりすることにはまったく不慣れである。逆に、患者さんの家庭では、人間としてのあるべき姿や行動、考え方はどうなのかということを基準として、「生き方、考え方」を教えられる。

だから、「考えること」と「感じること」を比較してみると、「うつ」の患者さんは、感じることより、考えることを重視して生きていると言ってもよい。

このことを象徴的に示しているのが「携帯メール」の普及である。

これまでの家庭設置の電話と公衆電話の生活だった時代と比較し、その利便性は数倍にも拡大したと言ってもよい。

これからの時代は、一般の社会生活でも、また、家族生活においても「携帯」なしでは不便極まりない、ということが実感される。

ところで、この「メール」の持つ問題点に気づいている専門家がいるだろうか？　ということを私は心配している。

メールの特徴は、情報の伝達のみで、「音声」を伝えることはない。電話で話をすれば、話し方や声の抑揚で「気分」が伝わってくる。たしかに、メールでも、文字の中に笑い顔や泣き顔の絵文字を入れて、送信者が自分の気分を伝えることはできるが、それも「気分」を直接伝えるのではなく、自分の気分を、「情報」の一つとして伝えているにすぎない。

われわれは、病気の人とかかわりを持っているので、その特徴がよくわかるが、感情を遮断して生きている人が多い。だから、メールは、情報だけは伝えて、感情の伝達を遮断するという点では便利な通信手段となっている。

これはたとえて言うと、ちょうど、ロボットの言葉に似ている。ロボットの場合、感情がないのだから、音声を発しても、それは単なる機械音にしかすぎない。

最近も、私のところに来所している母親と娘（家庭不和のため、娘はマンションに別居している）は、面接では肉声で話はしているが、母と娘との意思の伝達は、直接話をすることはなく、メールだけである。母親は、私にその内容をファックスで転送してくるが、問題の言葉には自分なりの解説をつけてくる。

たいていは、言葉を額面通りに受け取ってはならない。この言葉の「真意」はこういう意味である、と説明をつけてくる。

母親と娘は、何カ月も直接顔を合わせたことも、話をしたこともない。しかし、毎日、それも、何回となくメールの交信をしている。

メールであるから、必要な事柄を、事務的に伝え合っているだけであるが、その背後には、火花を散らすような感情のぶつけ合いが存在するように思える。

メールによる交信は、文字や文章による意思の伝達であるので、ハガキや手紙による通信に似ているように思うかもしれないが、文通とはまったく違ったものである。文通は、書いて送っても、即日に到着することはない。会話のような即応性はない。

その点、メールは、電話の代用と言ってもよい会話のやり取りに似ている。ただ、情報伝達のみで「感情」まで伝えることはない。

このことは、重要なことを意味している。というのは、「理性による意思伝達」ということは、心理学的には、「抑圧 repression」というカテゴリーに入る精神活動であるからだ。

たとえば、不安神経症の患者さんは、不安で心の休まることがない。テレビを見ていても、ゲームをしていても、ふとした場面で「不安」を連想するとしよう。すると、次から次へと「頭」で何かを考える。

この「考え」は、健康な人とは違って、次々と「不安」体験の連想をし、自己防衛の方法を考える。そして、しまいには、グルグル無意味なことを次々と考える自分の考えを止めてほしい、と苦痛を訴えるという患者さんもいる。

体は、不安に満ちた緊急事態に対処しなければ、と反応するため、そのエネルギーを「思考」によってコントロールしようとして、疲れるのである。

「うつ」の患者さんは、本当は、精神的に疲れ果てて「しんどい」のであるが、親にそのことを訴えたことがない。親は、訴えられたことがないので、そのことがわからない。

患者さんは、訴えないのだから、やさしくその気持ちを受け止めてもらったという体験はない。

「うつ」の患者さんは、「しんどい」のだが、体で感じていることを言語化できず、自分で解決しようとして、「考え」をめぐらせて「感情」（苦痛）を克服しようとする。

これが、「自力救済 self-parenting」という態度である。

そして、「思考」と「感情」という人間の精神的な活動の二つの領域を考えてみると、「うつ」の患者さんは、「思考」を重視し、「感情」を軽視した生活をしている。だから、「うつ」を理解したり、治したりするには「思考」より「感情」をより重視しなければならないのである。

4 「うつ」の人が「しんどい」理由

「うつ」の人は、普通の健康な人と比較すると、三倍も五倍もしんどい。

それは荷物を運ぶことを例にして考えるとわかりやすいが、五キロの荷物を背負っているAさんと、三〇キロの荷物を運んでいるBさんを比較すると、Bさんの方が六倍の重さの荷物を背負っているので、当然、しんどいことになる。

ここでは、「しんどさ」という抽象的なものを、形而下的な「荷物」を例にして比較したが、この重たい荷物というたとえは、形而上的なものであって、見た目だけではわからない。極めて抽象的な、概念的なもので、周囲の人には理解されにくい。

そのため、身近にいる家族はもちろん、職場の上司、同僚、部下、あるいは親しい友人も、すぐ「気のせい」とか「気にしすぎる」という言葉で片づけようとするが、本人にとっては、そんなに簡単なものではない。

「うつ」のしんどさとは、登山の時の全身の疲労感とは違ったもので、「心労」とでも言えばよいかもしれない。

話は変わるが、「うつ」の人は、ほかの健康な人と比較して「登山」などはほとんどしない。私は、もっと山にでも登ればきっと元気になると思う。

たとえば、東京方面から私のところに来所している若い青年（うつの学生）は、次第に元気になってきたが、先日、高尾山に登った、と言う。

私は感心して、「よかったね」と感嘆し、山に登ったことをどう思ったのか、と質問した。彼は、それからは調子がよいのです、と言う。

私は、「どうしてよくなってきたのかその理由を説明してみよう。山登りは、ぼーっとして登っているわけではないね。足元に注意するでしょう。特に下山する時は、踏み滑らぬように足を運ぶでしょう。それがよかった。君がどのような『心』を持つようになったか、その変化によって『うつ』がよくなってきたんだよ」と説明した。

そして、もっともっと日常生活で、高尾山の登山を活かしてほしい、と話した。

その青年は、たしかに、山に登ってから調子がよくなった。だからその理由を熱心に聞いてくれた。

下山の時、一歩一歩、一瞬一瞬、右足を安定した石の上に、左足は土止めをしたように張り出した太い木の根に、頭を働かせ、時には右によろけるように、次には左に体を傾け、バランスを取りながら降りていく。

仮に、小休止するまでの二時間を考えてみると、一心不乱に休むことなく判断しながら、足を動かし、体のバランスを取っている。意識は、完全に「外界」に集中している。

これほど、精神を集中して働かせたのだから、「体」はたしかに疲れ果てているのだが、「心」は、その労働の割にはほとんど疲れていない。

その若い青年は「車」が好きで、彼は、よくなってくると、自動車学校に通い、路上教習も終え、免許を取った。

そして、「心の健康」も完全に取り戻した。

どうして車の運転が彼にとってよかったのか。彼は、山に登って降りてくる時と同じような体験をして、完全に「心の健康」を取り戻したのだ。つまり、初心者は車を運転する時、事故を起こさないように、「外界」に精神を集中する。対向車、車間距離、信号、バイクや自転車、歩行者の動静など、意識は一瞬たりとも「自分」に向くことはない。

「うつ」の人のしんどさの原因は、決して肉体労働とか体を動かしすぎたからではない。「うつ」の疲労は、たしかに、気のせいではなく、ぶっ倒れるぐらい体も疲れ切ってしまうのであるが、原因は肉体労働に由来するのではなく、「精神活動」に由来するものである。

われわれは、精神活動の種類を二種に分類する。分類することによって、疲労の原因をより明確にするためである。

二種類の精神活動とは何か。それは、「知性」と「感性」である。

「うつ」や「疲労」の原因として重視しなければならないのは、人間の「感性」の側面である。

人は、人間が生活する上で「考えたり」「感じたり」することにはそんなにたいそうなエネルギーを使うことはない、と思っている。

たしかに、精神的に健康な人は、そんなにエネルギーを使うことはない。

たとえば、本を読む、ということも精神活動の一つであるが、普通の人にとっては、本を読むことなどは、何の苦もなくできることである。本の好きな人には、通勤の途次、娯楽や趣味、楽しみで本を読む人もいる。

私が若いころは、会社や官庁の昼休みは、食事が終わると、当直室で、囲碁や将棋で賑わったものであるが、仕事で頭を使って、休憩でまた「頭」を使って、使いすぎて疲れるのではないか、と心配する向きもあったが、仕事で働かせた「頭」を違うことをすることに使うことによって、リフレッシュしているのである。

知的な活動は、精神をそんなに疲れさせるものではない。また、頭を働かせることは決してその人を疲れさせることではない。


ところが、「うつ」の人は、自分では、いろいろ考えることがあって、しんどい、と思っている。

われわれは、単に「考える thinking」ということだけでは人はしんどくなったりはしない、と思っている。つまり、問題は、「感情」にある。

「うつ」の人は、単に知的活動をしていても「感情」が動くので、それを動かさないようにしようとして、しんどくなるのである。

患者さんは、単に考えているだけではない。あれこれ考えながら、同時に、感情を伴う思考、つまり、「悩む worrying」がゆえに、しんどくなるのである。

たとえば、趣味や娯楽で本を読む人もいるし、時間潰しや通勤途上、電車の中で本を読む人もいる。知的な作業だからそんなに疲れることはない。

これがもし、自分の悩みごと、心配、家族間の争いごとに関係した本であればどうであろうか。私にすれば、来所するクライエントは、私の著書など、自分に関することなのだから、熱心に読んでくれているであろう、と思っている。

しかし、私の本は必ずしもそうではない。

というのは、私は、来所する患者さんに、「いちいちここで説明するよりも、私の本をよく読んで、ああここに書いてあるこの部分は、自分もそうなんです、と話をしてくれれば、時間の節約になるでしょう」と話す。

だが、患者さんは、「先生の本は読めないんです。それはちょうど自分のことが書かれているようで、読んでいるうちに、苦しくて苦しくて読まなければ、と思っても読み進められないんです」と言う。

なぜ、違いが出てくるのか。

それは、読書が単なる知的な作業ではないからである。

特に、病気の原因や親子関係、職場での苦しみなど「感情がゆさぶられる」ような箇所を読むと、葛藤が生ずるからである。

「うつ」の人の苦しみやしんどさをより深く理解するため、「葛藤 conflict」について、ここで詳しく説明しておかねばならない。

苦しみやしんどさの理由がわかれば、できるだけ「葛藤」を起こさないように生活する必要があるし、また、「葛藤」を解消するような心の持ち方を心がけなければならない。

まず、葛藤のない理想の生活を説明してみよう。

それは、赤ちゃんの生活である。

赤ちゃんは、よく見ればわかるように本能のままに生きている。お腹がすけば泣く。オムツが濡れれば泣く。授乳してもらったり、抱っこしてあやしてもらえば、笑う。

乳幼児期は、ほとんどの人にとっては、天国のようなもので、親の愛にさえ恵まれれば一生の幸福が保障されたようなものだ、と言うことができる。

ところが、すべての人が幸せな幼少期を過ごすとは限らない。

人間にとって、子ども時代は、親の性格、生活、精神状態などに多大の影響を受ける。

もし、親が失業、転職などで生活が不安定だったり、常時、悩みや不安をかかえていたりすれば、傍《そば》にいる子も影響を受ける。親の中には、芸事や勉強に特に熱心な人もいるし、強制や処罰という方法が成果を上げる最も効果的な方法だと信じている人であれば、子どもは、自由に育てられることはない。

人間には生得的に、衝動、欲求、感情がある。

子どもは子どもなりに、欲望や感情の赴くままに話したり、要求したり、行動したりしようとする。

そこで、親の欲求や願望と子の欲求や願望が矛盾、対立すると、どうしても子どもは自分の欲求や願望を自制しなければならなくなる。これが「葛藤」の起源である。

幼少期を過ぎ、思春期にもなると、次第に「自己」というものができてくる。そして、この「葛藤」も「自己」をめぐって顕著になってくる。

われわれは、ここで、「二つの自己」を取り上げ、葛藤をどう処理しなければならないか、を示そう。

5 「自己一致 congruence」を目指して

本章の2で、私は、「他人の感情に責任を持つな」と言った。

自己以外の他人には、他人なりの生活がある。だから仮に他人が不機嫌な顔を見せても、自分に思い当ることがなければ、責任を感じる必要はない。

しかし、どうしても「うつ」の人は、他人の態度を気にする。自分が他人に不快な思いをさせているからではないか、と気にして、明るく、快活にと自分の言葉や表情、あるいは、行動や態度の一挙手一投足を気にする。

そして、気にすれば気にするほど、本心はビクビク、クヨクヨしているのだが、そのような自分の感情を無視して、逆に、他人に不快な思いをさせてはならない、と思って、快活に、明るく、社交的に振る舞おうとする。

「うつ」の人は、通常、二つの「自己」を持っている。

それは、ビクビク、クヨクヨしている「内面の自己」と、周囲の人に不快感を与えないようにと、明るく振る舞う「外面の自己」の二つである。

これら正反対の二つの自己の存在は、誰にとっても最大の悩みであるが、はっきりしているのは、「うつ」の人は暗い「内面の自己」を否定して、明るい「外面の自己」に一致させようと努力しているということだ。

これが間違いの元である。

われわれは、「うつ」の人を健康にしたいと願っている。それは分裂した自己ではなく、「内面の自己」と「外面の自己」の統合である。

それを「自己一致」と言うが、「うつ」の人は、とかく「内面の自己」を否定して、「外面の自己」に一致させようと努力する。

つまり、「うつ」の人は、自分に対して、暗い顔をせず、明るく、社交的に振る舞え、と要求する。

このような努力がよくない。私は、これが「うつ」の原因だ、と思っている。

大切なことは、この逆である。

つまり、明るい「外面の自己」を否定し、暗い「内面の自己」によって行動することが正しい、と言っている。

ということは、明るく、社交的に振る舞う自分は、実は「偽物」なのである。

真実は、「暗い自己」なのだから、暗いままで、そのような自分を承認し、そのまま振る舞うことが大切なのである。

たとえば、あなたは会社に出勤する。周囲の人は笑顔であいさつを交わし、電話で応答する声も明るい。

すると、あなたは、本当は暗いのに、「暗い人間はダメ」と自己を否定し、努力して周囲に合わせようとする。

これが病気の人特有の態度である。

健康になるためには反対のことをしなければならない。

他人は他人。自分は自分。もし、気持ちが沈んでいるのであれば、笑顔など作らず、そのままの顔（内面の自己）で、仕事をしたらよい。

「うつ」の人は、良心的であるので、こんな時、暗い顔をして他人を不快にしてよいのか、と自分を責めて、自分を苦しめる。

「病気」から「健康」へ向かう道は、決して「外面の自己」を認める方向ではない。

それより、「内面の自己」を認めてやること、つまり、自分に対して、「暗い顔をしてもいいからね」と、やさしく自分を承認する態度である。

このようにすると、心は、いらぬ気遣いや負担がなくなるので楽になる。

楽になれば、自然に、心も顔も明るくなる。

自己が分裂しているのはよくない。

たしかに「自己一致」は大切である。

ただし、一致させる方向を誤ってはならない。それは、「内面の自己」という真実を大切にし、「外面の自己」という虚妄を否定することである。

それは、「きびしい自己」を持っている「うつ」の患者さんにとってまさに正反対の方向であるが、この反対の方向こそ「健康への道」であることを知らねばならない。

第五章　「うつ」を治すための基本的な考え方

1　「事実」と「感情」と「主体的条件」

ここでは、「うつ」からくる強大な疲労感や不快感が、人によって違って感じられる理由を説明しよう。

一般には、疲労感やしんどさという「感情」は、通常、「多忙な生活」とか「苛酷な労働条件」に起因すると考えられている。だが、これら二者の中間には「主体的条件」が介在するということを知らねばならない。

「うつ」の人は、「仕事」が多忙とか、仕事量が過大でうまくいかない、という場合、自殺したりすることもある。すると、遺族は、自殺は会社の責任だ、として裁判所に訴えたりする。たしかに、会社には労働者が過労にならないようにする「労務管理」の責任はあるが、会社にすべての責任があるというわけではない。

それには、仕事が多忙という「事実」に対して、すべての労務者が自殺するとは限らないということを知らねばならない。

たとえば、同じ職場で、自殺した人よりも過大な仕事をしている人もいる。ということは、同じような労働をしていても、苛酷な重労働のように思う人もあれば、まだまだ余裕がある、と思う人もいる。つまり、「労働」という事実に対して、過度な疲労を感じて死ぬ思いをする人もあれば、そのように感じていない人もいるということである。それは、「主体的条件」の違いにある。

そこで、これら「事実」「感情」「主体的条件」という三者の関係を理解するため、仮に、不潔恐怖（強迫神経症）の患者さんを例にして説明してみよう。

患者さんは、トイレを使用する。すると、「汚れ」が気になる。それも尋常の心配ではない。トイレットペーパーを普通の人の五倍も使用する。

立ち上がってトイレから出る時は、手でドアのレバーに触れることができないので、手の甲の部分でレバーを押し上げ、足を使って扉を蹴るようにして開けて出てくる。

洗面所で手を洗うのも水栓を全開にして五分も一〇分も水を流しても満足しない。

われわれがここで重視してほしいのは、トイレという「外界の事実」と、気持ちが悪いという「感情」を直結して考えるのは誤りである、ということである。

普通の人は、そんなに手の込んだことはしない。

だが、不潔恐怖の人は、どんなに配慮しても、「汚染されている」という観念に支配されて苦しむことになる。

人は、それぞれ「主体的条件」によって、「事実」を違って感知する。

われわれは、ここで、常識ではなく、科学的認識に至るため、一つのテーゼを提示したい。

人は、「外界の事実」に反応するのではなく、外界の事実についての自己の「知覚」に反応するのである。そして、自己の知覚は、その人の「主体的条件」に左右される。

このような法則は、これまで述べてきたことを「定義」のように要約したものである。だが、まだ、承認できないと思っている人がいるかもしれない。「感情」というものは計測し難い事柄であるからである。

面倒かもしれないが、ここで再度、人によって「事実」も「正反対」に知覚される、ということを示しておきたい。

甲さんと乙さんはスキーに来た。スキー小屋の室内の温度は、一八度である。

甲さんは「寒い」と言ってふるえている。

乙さんは「暑い」と言ってシャツ一枚になった。

ここでは、どちらの知覚が正しいか、判定してもらおうとはしていない。それぞれ甲さんと乙さんの判断の違いが、ありうることかどうか、ということを知ってほしいのである。

甲さんと乙さんの判断の違いは、それぞれの「主体的条件」の違いによる。

それを説明してみよう。

甲さんと乙さんは、スキーに来た。甲さんは風邪を引いて熱がある。だから戸外でスキーをすることができないと言って、山小屋で横になっている。戸外の温度は、マイナス一〇度で、ストーブを燃やしても室温は一八度にしかならない。だから、甲さんは「寒い、寒い」と言っている。

乙さんは、甲さんを山小屋に残して、夕方までスキーを楽しんで、帰ってきた。

乙さんは、一日中スキーで体を動かしてきたので体は活性化し、血液は循環している。戸外の温度はマイナス一〇度であるが、小屋の中は一八度であるので、二八度も高い温度差のある屋内では、防寒用の衣服は暑くて、シャツ一枚になって「暑い、暑い」と言っている。

室温は、寒暖計を見れば一八度であるが、甲さんは「寒い」と言い、乙さんは「暑い」と言う。

二人は、いずれも感じたことを偽りなく、話しているが、正反対のことを言っている。

甲さんと乙さんの「主体的条件」の違いがわかれば同じ環境にいても、まったく違った感じ方をする、ということが承認できるのではないだろうか。

このようなことがわかれば、同じ家庭で暮らしていても、親と子とは、家族生活を違った感じを持って生活をしている、ということも理解できるのではないか。

つまり、親と子とは、それぞれ「主体的条件」に違いがある。だから、通常、親は、自分の家庭には「問題はない」と思っていることが多いが、子どもの方は「こんな悲惨な家庭はない」と思っている。それが、時には不幸を生み、子が親を殺すとか、家に火を放つというようなことが起こる。また、親は親で、自分たちが、食べさせて、世話しているこの家に文句があるのか、と怒って子にひどい折檻《せっかん》をする。

「うつ」の人の場合も、その「主体的条件」を考慮しないならば、温かく理解した、ということにはならない。たとえば、夫と話をするだけでイライラする、と言えば、イライラするし苦しいのである。また、家庭も会社もうっとうしい、苦痛だ、と言うのに対し、「なぜ?」と質問するのは、「うつ」の人がよくわかっていないのである。

だから、われわれは、普通の夫と普通の家庭に暮らしているのだから、苦痛に思うのがおかしい、と言うのではなくて、「うつ」の人には、苦痛に思うことがあるので、できればお互いが黙って辛抱して、家庭の平和を維持するのではなく、家族は、それぞれ自分の世界があるのであり、もし誤解があれば、うまくいかないのは当然で、そのためにお互いが、もっと時間をかけて話し合わなければならない、と言っている。

2 あなたはマインドリーダーではないか

マインドリーダーとは、英語でmind readerと書くが、「心を読む人」という意味である。「心を読む」と言えば、いいように解釈すると、人の心がわかってよく気がつく人、と考えたりする。たとえば、食卓で箸の動きを止めただけで、「お茶を欲しがっているのでは」と思ったり、お膳を見まわしている様子を見たりしただけで、「お手拭きを探しているのでは」と、気がつく人、という意味である。

よく気がつく人というのは、長所、美点であるが、われわれが問題としているのは、プラスの側面ではなく、マイナスの側面である。

というのは、「マインドリーダー」は、人間関係で疲れやすい人であり、「うつ」の人によく見られる特徴だからである。

マインドリーダーは、まず、幼少期から、情緒不安定で気まぐれな親とか、少しのことですぐキレるきびしい親にふりまわされて育った人である。そんな育ち方をした人は、親からの「被害」を最小限にしようとするため、いつも親の「心」の動きを先回りして読むようになる。

不安や神経症など、問題を持った親は、常時イライラして、不安定であるが、責任のない子どもに当たってしまって反省したりする。だから、不満や怒りがあっても、口に出すことを控えているが、表情や所作に出てくる。

こうなると、子育ての毎日が、子どもに対して、「私の心を読め」と訓練しているのと同じになる。

たとえば、親の中には、夫婦間に不満があると、意図しないまま、その不満を表情に出してしまう人がいるが、子どもはそれを見て、自分に不満があるものと思い、いらぬ気を使いはじめる。

すると、朝、布団の中で目を醒ました子どもは、廊下の母のスリッパの音で、親の機嫌が悪いのか良いのかがわかる。

子どもは、それなりに、あれこれと理由を考える。親は「早く起きよ」とか「昨夜は帰宅が遅かった」と怒っているのではないか。

あるいは、台所の包丁の音や、掃除器がコツコツ壁に当たる音で、「早く起きて手伝え」という親の無言のメッセージを読み取らなければならない。

暗黙のメッセージを解読することができない時は、即刻、自分が「怒り」のはけ口にされてしまう。

このようにして、マインドリーダーは作られていく。そして「心を読む」という習性は、成人してからも、他人との関係、学校や職場での人間関係においても、余分な気遣いという形で続けられる。

マインドリーダーは、気遣いをしすぎるので、社会に出て行っても精神的に疲れやすく、情緒も不安定である人が多い。そして、自分が他人の心を読んで、他人を傷つけないように、と配慮しているので、一見、よい人に見えるが、実は、他人にもきびしいという人でもある。

というのは、自分が他人の心がよくわかり、気を配って生きているので、もし、他者が、鈍感だったりすると、「そんなことも気がつかんのか」「人の心を読んだらどうだ」という思いがあり、他者にきびしいのである。

その点、たいていの一般の人は、人の心を読む修錬もしていないし、他人の心の動きに気がつかない。気楽に生きている。だから、マインドリーダーにしてみると、こんな人間とは一緒に暮らせない、と思ったりすることもある。

「うつ」の人は、こうしたマインドリーダーであることが多い。だから、家族の生活や社会生活では、いらぬ気を使って、苦しんでいることが多い。

たとえば、ある「うつ」の主婦は、細かい気遣いをしない夫や子どもに対して不満を持っている。そして、こんな人間とは一緒に暮らせない、と思っているが、はっきりした欠点はないので、怒りを表出することはできない。

このようなマインドリーダーは、どうしても、自分の本心を犠牲にして、表現されていない相手の気持ちを想像し、その気をそらさないように配慮しようとする。そうして、心身は疲れてしまうことになる。それは、「本心」と、相手によかれと配慮する「仮の心」が存在するからである。

3　二重メッセージの病理

マインドリーダーが、表面に現れている表情やしぐさとは違った「本心」を読み取ろうとしているのに対して、逆に、「本心」は存在するが、それをそのまま表現すると人間関係を破壊してしまうことを恐れて、本心とは違うことを言ったり、違った態度を示したりする人がいる。

そのような人のコミュニケーションの特徴を「二重メッセージ」と言う。

たとえば、本心は怒っているのに、表情や表現は、怒っていないふりをする人がいる。

それも「うつ」の人に多いが、そのような表現を「立て前コミュニケーション placating」と言う。

「うつ」の人は、家庭でも、会社でも、交友関係でも、他人によかれと思って、自分の本心を抑え、普通の人の三倍も五倍も気を使う。そのため、溜め息が出るほど気を使いすぎて疲れ果ててしまう。

それは、自己を偽って生きようとするからである。

このように、「小宇宙」とも言うべき「自己」を偽って生きる人は、「世間」という「宇宙」を信じることができない。

問題は信じることができない個人か。それとも信じられないような世間なのか。

問題として取り上げなければならないのは、本人のいらぬ心配や気遣いである。そして、親が子どもを「世間を恐れさせる」ということや、「世間は自分の思う通りになるものではない」と教えてきたことが、「うつ」の遠因である。

われわれは、自己主張を尊重する。人はさまざまな意見を持っているが、民主主義の社会では、それを表出しなければ、それぞれ人間がどのようなことを考えているかわからない。

自己主張をしないで、周囲の人に、私が何を考えているか推測してほしい、と要求しても、周囲の人には、そんな余裕も時間もない。

まず「自己主張」をしなければならない。

ところが、それがむずかしい家庭がある。

そのような病的な家庭では、子どもをそのようには育てない。各自がそれぞれ言いたいことを言っていれば、秩序は乱れ、収拾がつかなくなる、と思い込んでいる。だから、個人の欲求や意見は、「悪」というカテゴリーにはめこんで、自己表現、自己主張を徹底して押さえ込んでしまう。

このような病的な家庭で子どもが育てられると、次第にコミュニケーションが歪んでくるが、その一例が「二重メッセージ」である。

その病理の本質は、「真実」を隠し、相手を混乱させ、自分も、真意を伝えていないので、欲求不満に陥るところにある。

私は、「家庭」では、すべての人が「自由」でなければならない、と思っている。家庭では、夫も妻も、親も子も、したいように行動し、言いたいように話すことが大切である。

だが、もし、自由に話したり行動したりする相手に、自分の思う通りの行動をしないからという理由で、怒ったり、強制したり、処罰したりすれば、それは、専制支配の独裁恐怖政治と同じである。

そのような「自由」を認めようとしない家庭の最大の被害者は、弱い立場にある女性や子どもということになる。

家族は、その立場はどうであれ、言う自由は保障されなければならない。それも、控え目に、というのではなく、積極的に奨励すべきである。

ただし、ここが大切なことなのであるが、聞く相手が、相手の言う通りにするかしないかは、その人の自由だ、と考えなければならない。つまり、自己主張をする人の考えは理解するが、できることは実行するとしても、できないことは何もしなくてもよいのである。

民主的、許容的な人かどうかは、子どもでもちゃんと識別してわかっている。たとえば、父は温厚で、どんなことでも聞くことができるが、母は、規範意識が強く、口を開くと、「そんなこと許されるわけがない」と怒っている。すると子どもは、やさしい父にはボーイフレンドの事でも何でも話ができるが、きびしい母には何も話をしなくなる。

だから、カウンセリングの場で、母親に「お母さんは大切な存在なんですよ。学校に聞くと、こんなことがあったと言うのですが」と尋ねても、何も知らない。

子どもは何も言わない、となると、親としては、子どもを思い通りに動かしたいので、次々と指図したり、怒ったりして、さらに関係は悪くなる。

私は、この関係を「こわれた電話器」と言っているが、母親の電話器は、受信器がこわれているので送信のみで、子どもは、送信器はこわれているので受信のみという電話器で話している、と言う意味である。

このように、話ができないというコミュニケーションに対して、話ができても、表現されている話は、本心とはまったくかけ離れた、真実ではない内容を伝えている、という場合も病理的な家族でよく見受ける。それが「二重メッセージ」というコミュニケーションである。

(1) 立て前コミュニケーションの病理

二重メッセージにはさまざまな型があるが、その中で、本心は、腹を立て怒っているが、表現されている言葉は、まったく怒っていないという、「立て前」だけで行動している人がいる。

もちろん、このような二重メッセージを使う人は、周囲の人を混乱させるだけである。

次のケースは、その典型例である。

Yさん（五三歳）は、夫と子ども三人の五人暮らしである。

Yさんは、自分の「うつ症状」で相談に来た。何をするのも気力がなく、しんどい。最近までパートで働いていたが、同僚との仲がうまくいかず、辞めてしまった。

だが、辞めて一日中家にいても気がまぎれるものがなく、ますます「うつ」状態がひどくなり、イライラしている。家族は自分に、はれ物に触るような態度で接すると言う。

Yさんによると、自分を最もイライラさせるのは、ふしだらで毎晩夜遊びをする長女だと言う。

長女と比べ弟と妹は、対照的に、親の気に入るような行動をすると言う。

そうすると、長女は、わざと母親が嫌うことをするし、母に迎合する弟や妹をイジメると言う。

Yさんは、長女を「野良猫」と言い、自分になついている弟妹を「飼い猫」と言う。

というのは、野良猫は決して人間になつかず、いつも警戒的で、人の様子を窺い、近づくとサッと逃げ距離を置いてこちらを注視している。それは長女の行動そのものだ、と言う。

Yさんによると、長女は、中学校でグレて、高校は中退し、勉強は完全に放棄し、夜遊びをして、平気で朝方家に帰ってくる。

一度、叱って叩いた。すると大暴れし、Yさんは逆にひどい目に合わされた。それからは、はれ物に触るようにしているが、長女の素行は一向に収まることはない。

私は、そこで、Yさんに、「朝方、平気で帰ってくる娘を見てどう思いますか」と問うた。

Yさんは「昔と違って、私は一切ガミガミ言わなくなった。朝食が遅くなっても用意してやり、叱らない。弟妹と同じ態度で接している」と言う。

私は、叱らなくなったのはよいことだが、長女は、Yさんのことをどう思っているか、ということが大切だ、と話した。

この段階では、長女はまだ面接には来ていない。

私はYさんに「あなたは、たしかに長女を叱ったりしなくなったのでしょう。しかし、娘は、まだあなたを敬遠して、朝帰りして、ふてくされていますね。あなたは、そんな子を見てどう思うのですか」と問うた。

母親は、しばらく沈思している。

そこで、私は、「あなたの心の中には二つの感情があるのではないですか」と問うた。

Yさんは、自分のことを「怒らなくなった」と思っている。そこで、

「あなたはイライラして腹を立てている。しかし、怒ってはならないと、自制する気持ちも

ありますね」

と問うた。

Yさんは、しばらく考えて「先生の言われる通りです。腹が立つのですが、怒って失敗してきたので『怒ってはならない』と思っています」と言った。

これが「二重メッセージ」である。

このようなコミュニケーションは、相談に来所する人たちの家庭でよく見られる特徴である。つまり、心の中では「怒っている」のに、表面的には「怒っていない」というふりをしているわけで、家族を混乱させるだけである。

私は、Yさんに、「あなたは外見上は怒っていませんね。しかし、長女は、あなたが怒っていないと思っていると考えますか」と問うた。

Yさんはしばらく考え「たぶん、怒っていると思っています」と答えた。

長女のようなマインドリーダーは日頃から気を使っているので、表面だけでなく、心の中の複雑なデリケートな心情もちゃんと察知しているものである。母親は、このようにして虚構で娘と接する愚を察知した。

(2) 「二重メッセージ」をどのように治すか

この母親と長女の「関係」を改善するには虚構の「二重メッセージ」をなくさなければならない。それは、表面的な嘘の表現を止めなさい、と言うことではない。

Yさんにはそのようなことは言わなくてもわかっている。わかっているが、改められないので困っているのである。

治療とはどういうことをするのか、と言うと、改められない原因を探求し、根源的な解決をする、ということである。

それは、Yさんの場合、どのような幼少期を過ごしたのか、自分が親とどのような親子関係を体験したのか、ということと密接不可分の関係にある。

Yさん自身の心の中の「インナーチャイルド」（内面の子）は、現在の家族の中でどのように感じ、どう反応しているか、ということを知らねばならない。

まず、Yさんが幼少期どのような体験をしたか、ということを説明してみよう。

Yさんの実家は、父親がバイクの販売と修理をする店を経営していた。だが、雇い人がよく辞めるので、いつも忙しい、忙しい、という家で、母親も店頭で、帳簿つけ、電話番などをしている。

Yさんは長女で、主婦代わりで、台所で炊事をしたり、風呂の番をしながら、弟妹の宿題を見てやったりしていた、と言う。

Yさんは、自分の幼少期を回想し、友達は遊んでいるが、自分は家に縛りつけられたのと同じで、おまけに、夫婦仲がよくなかった母親の機嫌をいつも気にして、自分の不満やつらいことを、親に話したことはない、と言う。

Yさんはこのような子ども時代を過ごした。

そして、結婚し、子どもが三人生まれた。

しかし、自分とは違って、長女は気ままな生活をして、親の手伝いは一切しない。学校は中退するし、夜遊びして朝帰りする。

自分は、親の手伝いをし、弟妹の世話までしていた。だが、長女は、手伝いもせず、弟妹をイジメたり、泣かせたりする。

Yさんは、このような長女を見ると、自分の思春期とは正反対で、そんなわがままは「許せない」と、怒りがこみ上げてくる。

このことを専門的な立場から説明すると、Yさんが長女に立腹する理由は、Yさんの心の中に存在する「インナーチャイルド」（内面の子）が怒っているからである。

幼少期から自分は、近所やクラスの子と違って、一心に親の手伝いをし、弟妹の世話をして遊んだりしたことはない、と思っている。だが、目の前には、夜遊びをしたり親に反抗するし、弟妹をイジメて泣かす子（長女）がいる。

「インナーチャイルド」には、「この世の中にこんな不公平なことがあるだろうか」とムラムラと正義感に由来する怒りが湧いてくる。

しかし、長女は、Yさんの心や考え（体内コミュニケーションと言う）はわからない。だから、なぜ、この母親は、自分にだけこんなにつらく当たるのか、とその「不公平」な扱いに不満を持ち、反抗心をかき立てる。Yさんが逆に弟妹をかばってやさしくする分だけ、弟妹につらく当たる。

このように見てくると、Yさんの「うつ」や、不良行為を重ね、弟妹をイジメる長女に対する不満、母と娘との間の顕在的、潜在的なメッセージ（二重メッセージ）などのメカニズムがわからなければ、事態の収拾はむずかしい。

「うつ」は、一般には、心の病いだから、「心」だけを扱うものだ、という誤解がある。そうではない。「心」は「状況」と不可分の存在である。

簡単な例で説明すると、たとえば、サラリーマンの患者さんが、「しんどいので仕事を辞めたい」と言ったとする。「心」だけ見ている人は、「たいへんでしょう、辞めなさい」と言う。私は、「心」は「状況」と不可分だと思っているので、「できれば、現状のまま、辞めないで、働きながら治しましょう。苦しいことは次々と起こるでしょうが、私に話して下さい。次第に『心』の持ちようが変わってくれば、仕事も楽にできるようになるのです」と話す。

患者さんは、良心的であるがゆえに、仕事が苦しい。しかし、辞めてしまうと、仕事から生ずる悩みは取り扱えないし、さらに、辞めて何もしないでブラブラしているということからくる苦しみに対処しなければならない。

そもそも、「心」は「状況」と不可分だ、ということを知らない心理主義がよくない。「心理」と「社会状況」は不可分一体だという「心理社会療法 psycho-social therapy」という立場が存在するのである。

再び、Yさんの治療の話に戻る。

私は、Yさんに幼少期を視覚的に想起させ、油の匂いのする店の奥で立ち働く「自分」を思い出させ、その自分が立ち働く状況を話させ、家事を手伝い、弟妹の世話をする姿を見て、「どう言ってやりたいか」と問いかける。

Yさんの心の中には、ある思いが湧いてくるのであろう。閉じた瞼からは涙の水滴がほおを伝って落ちる。

私は「遊びたい盛りの子どもが、その思いを犠牲にして、手伝いをしたり、弟妹の世話をしているのですよ。Yさんは立派だよ。Yさん、心から、その子に『よくやるねえ、立派だよ』と言ってやりなさい」と言った。

Yさんのインナーチャイルドは、このようにして評価され、努力が認められた。

人間には、大人になっても「子ども」の部分が残っている。

子ども時代、人はさまざまな人生を送っている。もし、親からも誰からも認められなかったとしたら、こんな不幸なことはない。

Yさんの「心」の葛藤は、このようにして「不公平」のアンバランスから解放されていった。

現実には、Yさんの「怒り」は長女の怠学やイジメという素行に由来するが、突き詰めて検討すれば、長女ばかりを責めることはできない、ということもわかった。だから怒れない。

Yさんは、この時から、怒っているのに怒ってないふりをする「二重メッセージ」から解放された。

人間は、賢明である。それが本物であるか偽物であるかはすぐわかる。

Yさんは、長女に対し、心からやさしく接するようになった。表面的には、何も変わってはいないようである。だが違う。

Yさんは述懐する。「私は、長女の『出る杭』を次々と叩いていた。現実に反撥されると、心の中で叩いていた。だが、出る杭のすべては、私が原因だということがわかると、がく然となった。今は、申し訳ない、という気持ちばかりです」と泣く。

Yさんは、本心から長女に気を配るという行動に出た。やさしくすると期待したわけでもないが、長女は、大検を受けるようになった、と言う。

夏から厳冬にかけ、北陸から湖西線まわりで来所していたYさんは、長女の夜遊びを回想して、

「どこの誰が雪のちらつく夜明けまで面白おかしく外で遊んでいられるでしょうか。温かい家庭が一番ですもの」

と言って、認識が一変した。

それとともに、長女も面接に来た。私は、ほとんど治療的な内容の話をせず、「最近は、意欲的に勉強しているんだってね」という程度の話をしただけであった。

長女は、大検に合格した。後日、報告を聞くと、センター試験の成績もよく、第一志望の大学にも合格した、と言う。

Yさんの「うつ」も治った。

「うつ」はほとんど葛藤が原因である。Yさんの回想を紹介してみよう。

Yさんが一番しんどい、と感じていたのは、長女と一緒にいる時である。外出している時は、心配は心配だが、体にまで響くようなしんどさはなかった。

だが、長女が家に帰ってくると、なぜか、ドーッと疲れが出てくる。

Yさんは、当然、不機嫌になり、怒ったり罵声を浴びせたりしていた。だから、長女も、家にいると反抗し、夜明けまで帰ってこなかったのである。

Yさんは、そこで反省し叱ってはならぬ、と我慢し、感情を抑えていた。それは「二重メッセージ」であることに気づき、幼少期からの自分という「インナーチャイルド」を癒してやって初めて、「うつ」から解放され、家族葛藤の苦しみからも逃れることができるようになった。

Yさんは、長女との関係が改善して初めて自分の体の状態に気づくようになった。

長女が荒れていたころは気がつかなかったが、よくなって初めて、自分の下腹部がゆったりしているのに気づいた。長女との関係が嫌悪なころは、腹部にコルセットをしているように固くなっていた、と言う。

人間は危機に遭遇すると、事態に対処するために、体も一種の「緊急反応」を起こす。もちろん、その時は、呼吸の仕方も変わってくる。

次に、人間にとっての「呼吸」の意味を検討してみよう。

4 「うつ」と呼吸法

(1) 呼吸・酸素の重要性

呼吸は、日常的なことであるので、改めて意識したりすることはないが、人間が生きていく上で極めて重要で、空気なくして数分間も過ごすことはできない。

われわれは、呼吸のことなどほとんど意識しない。空気は無限に存在し、どのように利用しようと、通常の呼吸ができるところでは、空気はタダである。

私は、治療に関して、早くから呼吸の効用や人体への影響に着目してきた。

たとえば、統合失調症の患者さんの血色はあまりよくない。しかし、次第に快方に向かってくると、皮膚の色艶はよくなってきて、桜色になるということを拙著で紹介したこともある。

それは、呼吸はストレスと関係がある、ということを示すものである。

人は、数週間は食物がなくても生きていける。水がなくても、三日くらいは生存できる。しかし、空気中の酸素は、はるかに重要で、もし、首の両側の動脈を圧迫し、血流を止めると、脳への酸素の供給が止められ、脳細胞は急速に破壊され、死に至る。

人は、一日に約二〇〇〇〇回呼吸する、と言われている。

空気中に、酸素は二〇%しか含まれていないが、人体の酸素の必要量は、運動していると否とでは違ってくる。

たとえば、ベッドに寝ている時は、大まかに言って空気の必要量は、一分間に一〇リットル、立っている時は二〇リットル、ジョギングしている時は六〇リットル必要だと言われている。

人は、平均して一分間に一三回呼吸しているが、男と女では少し回数に違いがあり、男は、ゆっくり、女は速い。つまり回数は少し多い。

また、ストレスにさらされている時は、呼吸は浅く、短く、腹部でなく胸部で呼吸している。これを「制約された呼吸 restricted breathing」と言う。

これに対比して、体をよりリラックスさせると、腹部で呼吸するようになり、呼吸はゆっくり、より深くなり、多くの酸素を脳と体に供給することになる。

これは精神的にも同様で、日常生活で、ストレスや脅威を感じると、ただちに呼吸の仕方が変わってくる。腹部の筋肉は固くなり、胸部で呼吸するようになり、腸は蠕動《ぜんどう》しなくなり、消化も止め、便秘になる。これを「闘争・逃走反応 fight-flight reaction」と言う。

精神的にリラックスすると、腹部の筋肉は緩み、呼吸は腹部でするようになり、消化もスムースになる。

このような、呼吸と心身の反応の相関がわかれば、「うつ」の患者さんはストレスにさらされているわけであるから、意識して効率的に、心や体にリラックスさせるような呼吸をしなければならない。

(2) 感情の抑圧と「呼吸法」

われわれは「うつ」について論じている。

「うつ」は慢性的疲労症候群の一例であるが、先ほど述べたように「呼吸」の仕方と深い関係がある。

ということは、呼吸の仕方を心理治療に応用することができるということである。

たとえば、「うつ」や「不安」に対して、意識的に呼吸の仕方を変えることによって情動面のトラブルの改善に劇的な効果をもたらすことが可能である。

治療者は、クライエントの「恐怖」「怒り」「悲しみ」などの感情を意図的に取り上げて話し合わなければならない。情緒の安定や脳の活性化には、「酸素」が重要な役割を果たしているのであるが、もし「呼吸法」を積極的に活用し、これらの感情を効果的に取り扱うことができれば、症状も効果的に改善できる。

「うつ」の患者さんは、家で独りでいる場合も、他人と接する場面でも、常時、しんどいし、疲労感がある。それは、「情動」というエネルギーを、それと同等のエネルギーで抑圧しているので、葛藤が起こることから生ずる。

われわれは、「うつ」の患者さんに、ソファーに横になり、しんどいのだから、「しんどーい」と訴えるように言いなさい、と指示する。

クライエントは指示された通り、「しんどーい」と言う。

言った後、クライエントがどう感じるか、ということが極めて大切なのであるが、クライエントは、ほかの人とは違って、たいていは、「何も感じません」と言う。

これは、何を意味しているか、と言うと、本当は、身も心もしんどいのに、いざ苦痛を訴える段になると、セリフを頭で考えて、口先だけで言葉を言っていることが問題なのである。

クライエントは、どうしてこのような大事なことを、口先だけで言うのか、ということに気づかねばならない。

その理由の一つは、親子関係に由来する。

「うつ」の患者さんを育てた親は、意図的でない場合もあるが、「きびしい人」である、ということを知っていなければならない。

ということは、クライエントが親の価値観を内面に取り入れた「インナーペアレントinner parent」がきびしいがゆえに、弱音を吐くような「感情表出」が、とかく口先だけのものになるのである。

「うつ」の患者さんは、苦しいのに、「弱音を吐く」ことを避ける傾向がある。それは、親からの叱責《しっせき》、処罰を避けるためである。

もちろん、これは一種の「抑圧」であるが、それを自覚できるクライエントもいるが、ほとんどの人は、抑圧を自然な思考法と考えてしまうほど、自覚することがない。

自覚していないクライエントの特徴の一つとして、「呼吸の仕方」を挙げることができる。

われわれは、「うつ」の患者さんに、しんどいのだから「しんどーい」と訴えさせる。

そして、言って、どう感じるかを問う。

「うつ」以外の患者さんの場合は、たいてい、そのように苦痛を言語化すると、涙ぐんだり、「心も体も軽くなりました」ということが多いのだが、「うつ」の患者さんの場合は、ほとんど、「何も感じません」という人が多いということはすでに紹介した。

だが、中には、「体がシビレる」と体感の異常を訴える人もいる。

前者は、弱音を吐くことを許さないというきびしい超自我が「口先だけの言葉」を言わせている。それに対して、「シビレる」という人は、口では弱音を吐けないので「体」がその症状で訴えているものと解釈している。

ところで、「何も感じない」という人も、体がシビレると言う人も、その呼吸の仕方に特徴があることに気づかねばならない。

クライエントは、「しんどーい」と言う時の特有の呼吸をしていない。

通常なら、「しんどーい」と訴えるように言う時は、「溜め息」まじりに言うものであるが、クライエントは、そのようには言わない。

「うつ」の人を注意深く観察すればよくわかるが、どちらかと言うと平然と感情を動かすこともなく、淡々と言っている。あるいは、首を振って言葉を振り出すように言う人もいる。

感情を癒し、症状を改善する第一歩は、クライエントに、まず「感情」に気づかせそれを表出することにあるが、そのためには、自分の「呼吸」の仕方に注意を向けさせなければならない。

ある女性（二七歳）は、「うつ」であるが職場でヘトヘトになりながら勤務している。

彼女が一番いやなことは、「電話」をしたり、聞いたりすることだと言う。

四人の職員の中央に電話があり、誰もが使えるようになっていると言う。電話が鳴る。「出たくない」と思う。誰かが出たらよいのにと思うが出ない。仕方なく自分が出る。

周囲の人は、聞き耳を立てている、と思うと、自分の声は上ずっている。やっと終って受話器を置くと、自分は「呼吸をしていなかった」と言う。

私は、その時「どう感じたのですか」と感情に注意を向けさせる。すると「こわい」と言う。われわれは、「こわい」という感情は「息を呑む思い」とよく言うように、呼吸の仕方と関連がある、ということに注目させる。

患者さんがどのように呼吸しているかを知ることは、「うつ」の緩和に重要な役割を果たしている。

患者さんは、極端に息をつめ、感情に即応した呼吸をしていない。つまり、恐怖を呼吸で示さず、表面上は平静である。

この患者さんの場合、腹も胸もほとんど動かなかった。それは、あたかも緊縛したガードルを着装しているかのようであった。

私は、彼女にこの事実を指摘した。すると、彼女は、「私はこれまで大きな呼吸をしたことはなかった」と告白した。

私は、彼女に、「しんどい時は、誰でも溜め息をつくものです。『しんどーい』と言って溜め息をついてみなさい」と「横隔膜呼吸法 diaphragmatic breathing」を指示した。

このようにして、彼女は、数カ月すると、職場でスムースに電話を聞けるようになったし、声が大きくなり、明るくなり、「うつ」も治った。

もう一例紹介してみよう。

彼女の両親は教員で、新潟県の人である。高校時代テニスの選手で練習の時は強いが、大きな大会では必ずミスをして負けるという子（女子）で、素行不良、親子の対立、不和ということで相談を受けた。

両親は、世評では、「こんな立派な先生はいない」と言われている人で、すべての情熱を教育に捧げているという模範的な教師である。

ところが、本人は、性的に不しだらで、親に隠れてデートクラブに入会し、不特定多数の男性と性交渉を持つという子である。

遠隔地であるので、本人のみ京都に仮住いし、週に一回面接に来所するようになった。

ある時、面接の予定日でなかったが、突然、夜間に電話があり、呼吸困難になった、と言って面接を希望したので、緊急に面接した。

見たところ、大きく呼吸して苦しげで、「過呼吸」であることがわかった。

私はすぐ、スーパーのレジ袋をかぶって呼吸するよう指示し、しばらくすると過呼吸は治まった。

彼女は、強気一点張りの姿勢だったのであるが、親から離れ、自分の本心、真実の感情に触れるようになり、次第に、孤独感や淋しさを訴えるようになった。無軌道な性関係は、一種の代償行為でそれによって、「愛情」を求め、淋しさを埋め合わせようとしてきたが決して満足しなかった、と言う。

彼女は、不安や淋しさを感じた時、その感じを消そうとするかのように、小刻みに息をつめるような呼吸をしている。

私は、感情に意識を集中させながら深呼吸をする、という面接をした。最初は、このような呼吸は、すぐ昔の呼吸の仕方に変わるのであるが、次第に新しい呼吸法に習熟するようになると、まず、念願の「勉強」に集中できるようになり、予備校でもよい成績を取るようになった。

東京のO女子大に合格し、お祝いに、母親が沖縄旅行に連れて行ってくれた、と報告してくれるようになり、面接終了とした。

ぜん息の患者さんは、よく吸入器が放せない、と言うが、われわれは、患者さんは我慢強い人で、親子関係が悪く、淋しさや不安感の持ち主で、心理的な援助の必要な人だ、と思うことが多い。

胸部でする呼吸は、血液に少量の酸素しか供給できない。だから、患者さんは、常に酸素が不足しているかのように、小きざみにセカセカしたような呼吸をしている。

このような呼吸は、肺の上部だけを使っているので、毎分、一〇分の一リットルの血液しか浄化できない。肺の中央部分では、毎分三分の二リットルの血液、深呼吸をした時は肺の下部まで使うことになるので毎分一リットル以上の血液が浄化できる。

呼吸の仕方も男女で特徴があり、女性は胸の上部で呼吸していることが多いが、男性は、より深く呼吸していると言われる。

われわれは、精神の安定のためにも意識してより効率的な呼吸をしなければならない、と思う。

第六章 「うつ」の人独特の心理と考え方

1 「一日延ばし」の原因

「うつ」の患者さんは、「一日延ばし procrastination」の症状があり、意識している人も、意識していない人もその症状に悩んでいるが、これも、「きびしいインナーペアレント」に起因する禍《わざわい》である。

まず、その症状と原因を検討してみよう。

たとえば、あなたが大学生であるとする。大学の演習で、次週、発表する順番がまわってきたとしよう。

すぐに発表のための準備に取りかかれるか。取りかかれない人は真剣に検討してほしい。発表するためには、図書館か書店に行き、関係のある本を少なくとも数冊は読み、資料を集め、必要なデータや重要箇所をカードに転記し、それをもとに発表原稿の作成に取りかかる。

このような手順で、着々と予定をこなしていける人は、将来社会に出てからも、周囲の人から認められ、有能な人と評価される。

社会で認められるような活躍をしている人は、一般に、知識や知能に優れている人という無条件の仮定があるが、私は、それよりも、決められたことが決められたようにちゃんとできるかどうか、つまり、「習性」とか「性格」というものの方がはるかに重要であると思っている。

決められたことがなかなかできない人がいる。たとえば、図書館に行かねばならない、と思っているのに重い腰を上げることができない。本を読まなければ、と思っても、手元の本を読まず、マンガばかり見ている。本を読んで必要な箇所はチェックしたが、カードに転写するのが面倒で放置したままである。期日ギリギリになっても予定の三分の一も進んでいなくて、いつも中途半端な発表ばかりして卒業した、という人が多い。

このような「一日延ばし」の性癖の人は、卒業してからも、たとえば、報告書の提出とか、書類の作成、あるいは期限の定められた仕事など、「ねばならぬ」という事柄は、いつもギリギリまで放置し、ギリギリになると、「やっつけ仕事」でお茶を濁してきたので自分でも満足していない。もちろん組織も社会も満足しない。

このような「仕事のやり方」は、雇い主も客も迷惑なことであるが、それ以上に本人が一番困っている。

時には「性格」なんです、と言ってあきらめている人がいるが、性格ではない。

「一日延ばし」の人は、このように言うと誤解されてしまうかもしれないので、慎重に自分でも納得のいくように読んでほしいのであるが、実は、「完全癖 perfectionism」の人である。

どうして、ギリギリまで手をつけずやっつけ仕事をする人が「完全癖」なのか、ということに疑問を持つ人がいると思うが、その理由を説明しておかねばならない。

そうしないと、よく世間では、「一日延ばし」の人を「ちゃんとやったらどうなんだ」と非難したり、説教するだけで終わってしまったりするからである。

いや、実は、完全癖や「一日延ばし」の人こそ、心の中で、自分で自分を「ちゃんとせんからや」と非難しているものである。これでは絶対に根本的な解決にはならない。

(1) 二種類の「完全癖」

実は、「完全癖」の人は二種類ある。それは、

A　完全な「完全癖」の人

B　中途半端な「完全癖」の人

である。

Aの完全な「完全癖」の人とは、世の中で、「名人、達人」と言われている人で、どのような事情があろうと、あらゆる支障を乗り越えて、すぐに取りかかるし、複雑な仕事をそれこそ神業と思われるような気配りをして、完璧で、精緻な仕事をやり遂げる人で、中途半端は一切許さない。

このような人は、世間でもちゃんとした仕事をする人という信用があり、社会での成功者はすべてこの種の完全な「完全癖」の人である。

問題なのは、Bの中途半端な「完全癖」の人である。

実は、この種の人は、やることなすことすべてが中途半端で、チャランポランな人間のように見えて、実は「完全癖」の人である、ということに気づかねばならない。

どうして、こんな中途半端なことをする人間が、「完全癖」なのか。

たとえば、ある人が絵を描くのが好きだとする。しかし、彼は、ちゃんと絵を完成させるまで描いたことは一度もない。

数枚は、たしかに完成したかに見える作品はあるが、彼は、「未完成なんです」と言う。そして、押し入れの中には、描くことを中断したままの未完成の絵が数十枚もある。彼は「完成」させることができないのである。

私のクライエント（主婦）のR子さんも軽度の「うつ」で来所していたのであるが、次第によくなってきて、「お礼に、先生のスキー帽を毛糸で編んであげる」と言う。

私は恐縮して「手間がたいへんでしょう。既成のものを買えば」と言って、それがいかに時間と手間がかかるのか、と話して完全に仕上がるのを待った。

しかし、一冬が過ぎ、治療が終了しても完成しない。R子さんは編みかけの毛糸のスキー帽を私の頭にかぶせては、「気に入らないわ」と言って、ほどいてはまた編み始めた。こんなことを、なんと五回も繰り返したのだが、まだ完成していないので、私はまだ頂戴していない。

なぜこんな人が「完全癖」なのか。

報告書も、油絵も、スキー帽も何ひとつ完成しないのに、なぜ「完全癖」なのか。

それは、中途半端なことしかできないように見えるその人の「心の中」を見ることができなければならない。

実は、このような人の心の中を見てみると、「きびしいインナーペアレント」がすみついている。そして、本人に対して、仮に何か仕上げたとすると、「それで完全なの？」と文句を言う。

完全でなければならない、という完全癖的要求があるがゆえに、物事を完成させることができない。

人間は、神仏ではない。「完全」を基準にすれば、人間のすることで「完全なもの」なんて何もない。すべては不完全である。

(2)「一日延ばし」と「完全癖」

このことを踏まえて、「一日延ばし」の人が、なぜ「完全癖」なのか、それは、「不完全な人」ではないのか理由を論じたい。

実は、「一日延ばし」の人は、実際には充分な時間があるにもかかわらず、その時間をわざと「くだらぬこと」や「やらなくてもよいこと」に使って、「必要なこと」に充分な時間を使わない、という特徴がある。

たとえば、高校入試や大学入試である。

受験生の中には、大切な受験勉強には時間を使わずに、テレビを見たり、ギターを弾いたり、パソコンゲームに熱中したりしている子がいる。この子らにとって、今のこの一時間が人生でどれだけ大切か、どうしてこんな馬鹿気たことをしているのか、わからないのか、と思うかもしれないが、彼らの心の中をよく見なければならない。

「一日延ばし」の人は、自分にルーズなのではなく、自分にきびしすぎるのである。

人間とは本来は「不完全」で欠点だらけな存在である。仮に、「一日延ばし」の人に、充分な時間と便宜を与えたとする。

もし、それで、高校や大学の入試で「不合格」ということにでもなれば救いようがない。何よりも、自分が自分に承知できない。時間を充分に使ったにもかかわらず、そんなみじめな結果か、となる。

その点、もし不合格になったとしても、別のことに時間を使っていたのであれば、「時間が足りなかったからだ」と言いわけができ、「救い」がある。というのは、自分は、そんなに「無能」な人間ではない、ただ時間が足りなかったからだ、と言える「救い」がある。

われわれの社会は、正規の「学校システム」以外に、余分なことながら、巨大な受験産業をかかえている。一年でそれに投じられる費用は、五千億を下ることはないであろう。

もし、その何千分の一でも「一日延ばし」の解決のための研究や治療に費用を使うことができれば多くの人々(若者や社会人)が苦痛から解放され、社会に貢献できるのであるが、それは、蚊の鳴く声ぐらいの意味もない、と言うのだろうか。

2 「一日延ばし」をどのように治すか

(1) 「無限」を「有限」に

人間は、有限な存在である。無限に努力せよ、と言われると、その瞬間に、努力を放棄したくなる。

私は、面接では、私の意図をよく理解してもらうために、患者さんの「生き方」を軍艦でも商船でもよい「船」にたとえて説明する。

「隔壁」のない船はすぐ沈没するのです、と言う。敵の砲弾が船腹に穴を開けると浸水し、隔壁がなければ、海水はたちまち船内に充満し、船は浮力を失って沈没する。

その点、隔壁があると、砲弾で穴が開いた船室には海水が充満したとしても、ほかのコンパートメント（区画された部屋）には浸水しないので、船は水に浮かんでいられる。

私が言わんとしている意味がわかるだろうか。

人間は、「今日」という日を生きている。明日はどうか。すべての人は、明日も、明後日も、無限に生き続けていると仮定して生きている。

これがよくない。

隔壁のない船に乗っているようなもので、一カ所に穴が開けば沈没である。

われわれは、人間の生き方を問題にしているのであるが、「今日一日だけを有意義に」という生き方をすべきである。

「一日延ばし」という悪癖を退治するための戦法を伝授しているのであるが、あなたが「無限」と戦っているとすれば、勝ち目はない。仕事でも、家事でも、勉強でも、やればキリがない、とはよく言われるが、それは、ちょうど、船に隔壁を設けるように「区切り」をつけなければならない。

それは、「時間」でもよい。「仕事量」でもよい。

ある受験生の例を話そう。

ある大学の医学部教授から私は手紙をもらった。息子さんが「不登校で、相談にのってほしい」という趣旨で、「自分の勤務する大学の心理学の先生に相談してから一年近くかかっているがうまくいってない」と言う。

息子さんは、有名進学校の高校二年生である。

私は、家庭訪問をし、母親（医師）とも会い、息子さんも熱心に来所してくれるようになり、不登校の問題は簡単に解決した。

問題は、息子さんの勉強の意欲を阻害していた「目標」にある。

受験生にはそれぞれ目標にしている大学がある。ある受験生は、「R大なんて大学じゃない」と言われて、びっくりしたと言っていたが、私は、どちらかと言うと、勉強しようと思うなら、どこの大学だって同じだ、という考えに近い。

しかし、受験生は父の出た大学とか、前の年は不合格だったが、せめてその大学のレベル以上の大学、と思っている。今の実力で合格する大学、をそのまま目標にする人はいない。到達できないような高い目標を目標とする。

その「目標が人間を挫折させる」と私は思っている。もし、模擬試験を受けて、その大学が合格圏よりはるか彼方の上位にあれば、やる気を失ってしまう。

息子さんが、まったく意欲を失っていたのは、大きすぎる父の期待をそのまま自分の目標に置いたがゆえである。

不登校が治ってくると、その過大な意欲が彼の勉強の仕方に現れてきた。

受験勉強の再開、それはよいことである。彼は、「自分は英語が苦手である」「特に力を入れて勉強したい」と言って、ある日、英単語のカードを持ってきた。量が多い。高二の教科書に出ている単語で、覚えていないもののすべてを書いてきた、と言う。

カードは五百枚はあったであろう。私は単語を覚えるのであれば、教科書の一章に出てくる分量、五〇語くらいが適量で、それ以上やってはならない、と指示した。

想起することは記憶することであるが、五〇語と五百語では、復習のカードの再現の回数に違いが出てくる。頻度が高ければ、覚えることも早い。量を限定することである。

ところが、彼は五〇語を覚えたら、またさらにやろうとする。これが自滅への道である。

これで充分、と「区切り」をつけ、テレビでも見て、自分をなぐさめてやることが大切である。

(2) 整理・整頓ができない

クライエントが主婦の場合、よくわれわれが遭遇する問題には、後片づけや整理整頓がまったくできない、家の中は雑然として、足の踏み場もないという相談もある。

食事が終って汚れた茶碗や皿などの食器がキッチンに山のように積んである。洗わないまま、毎食新しい食器を出して使うのでたまってくる。

それを見るたびに自分を責める。食器の山が「まだ洗わないの」「怠け者」と言って責めているようで、責められると、やる気を失ってしまう。

隔壁のない船は、一つの穴で沈没すると言ったが、隔壁を設けないので、やる気も起こらないのである。

私は、「キッチンタイマーがあるでしょう。それを一五分だけの設定にして、茶碗を洗いなさい。時間が足りないから延ばそうとしてもいけない。一五分でやれたので、さらにもう一五分やろうとするのはよくない。それが終れば、テレビを見るか、アイスクリームを食べるか、よくやったという自分をねぎらってやることです」と言う。

取り入れた洗濯物も、一五分と設定してから、アイロン掛けをし、分類してたたみ、夫のもの、子どものものと抽出しに収納する。

「先生たったの一五分ですか」とたいていの主婦が不満そうに質問する。

無限にやろうとするから意欲が阻害される。

本章の5において、Oさんのケースを紹介するが、Oさんは「うつ」である。仕事が苦痛で、辞めたいと思っているが、家族や自分の生活があるので辞めることができない。

しかし、仕事はたとえてみると、回し車の中を走らされているマウスのように、走れば走るほど輪が回るだけで、無間地獄に落ちたようだ、と言う。

人間は、仕事を「量」で区切るか、「時間」で区切るかしなければ、「無限」には対抗することはできない。つまり、仕事を人為的に「有限」なものとし、「区切り」をつけなければ、その努力をねぎらってやることもできないのである。

ここでも、「うつ」の人のきびしさの特徴がよく出ているのがわかるであろう。

3　楽しむと苦しむ

「うつ」の人は、例外なくまじめな人ばかりである。だから仕事をしていても、上司や同僚は、ほとんど迷惑をかけられた、という体験はない。だから患者さんを悪く思っている人はいない。しかし、本人はそうではない。自分の小さな失敗も許せない。完璧に仕事をしようと心を配る。常時、他人は、自分を批判的に見ている、と思っている。

人間の精神は、自己の精神そのものを「対象」として観察することには慣れていない。だから、精神は、精神内界で起こっていることも「外界」の事象として報告することがある。

たとえば、ある患者さん（男性）にカウンセラーが「せっかく、休むことができるのだから、心の底から自由に時間を使って楽しんでみることです」と言う。

そして、次週に面接で会って「楽しく時間を過ごしましたか」と尋ねる。

すると患者さんは「先生に言われたように、楽しんだらよいのだ、と思って、居酒屋に行ってみたのです」と言う。

私は「ほう、それはよかった」と評価する。だが、患者さんは、「それがよくなかった」と言う。「どうして？」と問うと、「『いらっしゃい』と声をかけてくれた店の主人は、『こんな早い時間に、仕事はちゃんとしているの』という目で見るのです」と言う。

「うつ」の人は、自分の心の動きを客観的に観察したり、判断したりするのが得意ではない。一般には、居酒屋の店主は、きっと、客の少ない開店早々に来てくれる客は大歓迎で、客を批判的に見ることはないであろう。むしろ相好をくずし、笑顔で「いらっしゃい」と声をかけたのであろう。

であるのに、「うつ」の人は、なぜこのような客観的事実を歪曲して認識するのであろうか。それは、自分にきびしいからである。

もっとわかりやすく言うと、「うつ」の人の心の中には、自分の行動や生活の仕方を、批判的に監視する「きびしいインナーペアレント」の目があって、何もしない自分が、まだ日のあるうちに、酒を飲むなんて、と責める気があるからである。

それは、店主の目ではなく、「きびしい親の目」で自分を見ているからである。

ここで「T君」（第三章3の(2)で紹介したうつの患者さん）が、いかに自分にきびしいか、ということを事例によって紹介してみよう。

T君は、治療のため京都でマンションを借りて住んでいるが、親元から生活費等を送金してもらって生活している。そして、時々、恋人のH子さんとデートをして遊ぶ。

先日も、ユニバーサルスタジオに遊びに行った。そのような日に限って、よく腹痛や下痢になる。それは、われわれの判断では「心因反応」と言われるものであるが、T君にすれば、食事をしたり、ジュースやアイスクリームなどを食べたからお腹をこわした、と思っている。

その日は、T君は苦痛のため途中で帰り、マンションで横になっていた、と言う。

この時、T君は、「不思議な体験をした」と報告してくれた。

どのような体験かと言うと、「体は苦しいのですが、心は重荷から解放されたように楽だった」と言う。

私は、T君の「自己理解」のための好機ととらえて、次のようなことを話し合った。

C（カウンセラーの意）「君は、親から仕送りしてもらっているが、そのお金で、H子さんとユニバーサルスタジオに遊びに行ったのですね、そのことをどう思うの？」

T「仕事もせず、親の金で、女と遊びに行って、悪い息子だ、という罪悪感があります」

C「君は、H子さんのことは、親に言えませんよねえ」

T「はい、そんなこと絶対に言えません」

C「君は、お腹が痛くて、下痢をした、と言いましたね。心因反応と言って、君が悪いことをしていると、自責の念が強ければ強いほど、口で言えない分、『身体』が、症状でそのことを表出しているのです。お腹が痛いのですね、苦しんでいる自分のことをどう思うのですか」

T「悪い息子だ、天罰だ、と思います」

C「なるほど、その時のことを思い出して、『お腹が痛い』と訴えるように言ってみなさい。実際に痛いので、『痛い、痛い』と思っていたのでしょう」

T「お腹が痛い、お腹が痛い」

C「今、言ってみてどうですか。どんなことを思い出しますか」

T「その日、お腹が痛かった時のことを思い出しました。
それが、お腹は痛かったのですが、その時、『痛い、痛い』と思っていると、不思議なことに、ずっとあった胸の苦しさはなくなって、気持ちの方は楽なのです。不思議な体験でした」

C「それは、病気の痛さでT君は処罰されているので、悪いことをしているという心の負担は帳消しになるから心は楽になったのです」

T君は、それから自分の考え方（自分にきびしい）を改めるようになり、症状は徐々になくなり、京都で運転免許をとるようになった。

T君の完全な社会復帰のプロセスは後述する予定である。

4　華美な人や甘える人をねたむ

次に、同じように、自分にきびしい、インナーペアレントに苦しめられている人の心理を紹介してみよう。

「うつ」を治すためには、患者さんの「心」がどのように動いているかわかっていなければならない。わかって初めて対処の方法もわかってくる。

私は、Sさん（女性、四五歳）に対して、きびしいインナーペアレントを「やさしい親」に転換することを試みた。すると、Sさんは、数カ月して周囲を見る目も変わってきた。

Sさんは、教員であるが、転勤前の学校に用事があって出かけた。そして、久しぶりに元同僚のAさん（同年の女性）と会った。その時、気軽にあいさつした。

以前、Aさんに対してはいやな印象ばかりで不快感を持っていたが、今回会って、不思議に普通に話し合えた。Aさんは、今まで通りの人なのにどうして自分の感じ方が変わったのか、と思ったと言う。

私は、「Aさんはどんな人？」と問うと、以前から年齢よりも派手な化粧をし、服装も華美で、堅実な職場には似つかわしくない人だ、と言う。仕事もあまり熱心ではなく、適当にこなしている人で、どちらかと言うと、自分の容姿や見た目を重視して生きている人で、好意を持つことができなかった、と言う。

Sさんの表現では、「チャラチャラ」して「軽い感じ」の人間だと言う。

こんなAさんは、仕事はそう熱心ではないが、世渡りは上手で、みんなからは排斥されたりすることなく生きている。

Sさんに言わせると、こんなAさんは、自分とは「正反対」の人で、「嫌いなタイプの人間」なのである。

ところが、最近、用事があって、以前の学校で会って、Aさんに対する印象がまったく変わっているのに気づいたと言う。

どうしてだろうか。

Aさんは、以前と同じように、年齢より若く装っていて、笑顔をふりまいているのだが、Sさんは、Aさんの生き方が、何か新鮮で、生き生きしている感じがした、と言う。AさんもSさんと同じ教員をしているのであるが、Aさんのような「生き方」もあるのだ、と思えるようになった、と言う。

そして、その時、同時に、今は「うつ」で休職中の顔を合わせることがないBさん（少し年下の女性）のことを思い出した、と言う。

Sさんは、自分と同じ「うつ」という病気を持つBさんに対しても極めてきびしい考え方をしていた。

Bさんは人に甘えているのだ、と言う。

Bさんは発病して、職場で教員としての仕事が次第にできなくなった。そのころ、授業時間数をへらしてほしいと要求したり、早退したり、さらに休職ということになり、その交渉がうまくいかぬと、組合の役員を通して、要求を校長に突きつけたりしていた、と言う。

そして、Bさんは職場を長期間休むことになった。

Sさんは、私との面接で、同病のBさんの話をする際、当初は、不思議なことに批判的であった。これは意外なことだと思い、私は、Sさんに、同病のBさんが種々条件を提示し、交渉し、自分に有利なように行動したり、管理職に譲歩を求めたり、組合に権利擁護のため動いてもらうということは、「同じ悩みを持つあなたにとっても心強いことだ、と思いませんか」と言った。

すると、Sさんは、自分の考えに疑問を抱くこともなく、「Bさんが甘えているからいやなのです」と言った。

私は「おかしい」と思う半面「なるほど」と思った。これがSさんの「うつ」という病気の性質（自分にも他人にも、甘えることに対しては手きびしい）を端的に示していると思った。

私は、この時、Aさんの話が出たついでに、「Bさんは今どうしていますか?」と問うた。

すると、Bさんは治らずに休職中だと言う。だが、SさんのBさんに対する批判的な態度は変わっていた。

要約すると、「自分」が深く介在しなくなって、「BさんはBさん、私は私」と思うようになった、と言う。

このようなSさんの心境の変化、つまり、当初は批判的であったが、治療を受けるようになって、考えが変わるようになったことを、精神力学的観点から説明してみよう。そうすれば、どのように考えが変わると「うつ」が治るのか、ということもわかってくるからである。

R・バレット Roger Barrett は、「うつ」の傾向のある人は、勝ち負けにこだわる人がいるが、これが「ねたみ envy」の温床になっている、と言う。

というのは、「うつ」の患者さんは、もともと自己評価の「基準」が高すぎるので、劣等感があり、常に自分自身を他人と比較して「けなす」とか「さげすむ」ことになる。そして、他人を見ると、うらやましく思ったり、ねたんだりする。

この時、自分が努力して、その人に追いつく試みをする人は正常であるが、そのような努力をせず、他者の価値を引き下げようとするのは、自分の劣っているところを見ないようにしているのである。

問題は、他人の価値を引き下げることによって事態（自分の苦しみ）を解決しようとしても決して心は軽くならない、ということである。

というのは、問題の根源にある不当に低い「自己評価」に気づき、それを改め、自尊心を回復しなければ、苦痛から解放されることにはならないからである。

Sさんは、治療面接によって、自分が、まともに仕事をし、誠実に生きているということを自覚し、自分に対する尊敬の念に目覚めたことによって初めて、AさんやBさんに対する評価も変わったのである。

そして、Aさんが華美に装いすぎると批判していたが、それは、Sさんが親のしつけによって、不本意に質素に装っているが、自分の心の奥底にある「美しく装いたい」という願望があるということを容認したり、あるいは、他人からもっと好意的に温かく接してほしい、という願望があったが、「甘えてはならない」ときびしく否定していた気持ちが緩和されて初めて、AさんやBさんの生き方を容認できるようになったのである。

つまり、考え方が変化したことが、治るという成果をもたらしたのである。

人は、規範的な観念の力で、自分の欲求を阻止しようとすることによって、苦しまねばならないのである。

Sさんは言う。

「これまで私はしんどいのによくやってきたと思う。Bさんが、『うつ』だと聞いて、最初、『そんなにまじめな人なの？』と意外に思っただけではなく、Bさんのことを『怠けて』とか

『要求ばかりして』と腹を立てていた。

だが、今はそう思わなくなってきた。人はそれぞれ顔が違うように、考え方も違うと思えるようになった」

Sさんは、このように、自分にやさしくなったので、AさんやBさんを批判することがなくなったのだ。

5　無間地獄の苦しみ

人はさまざまな考え方をする人の中で生活している。自分も人とは違う考え方をすることもある、と自分を受容しなければならない。

「うつ」の人は同僚が苦もなくしている仕事ができないと思っているので、苦しい。周囲の人は「よくやるね」と思っている。しかし、本人にしてみれば決して満足していない。まだまだ自分の能力をフルに発揮していない、と思っている。

Oさん（男性、四七歳）は「うつ」である。次のように悩みを話す。

「ぼくはちゃんと仕事をしてない。そんな自分が許せない」「突き詰めて言うと、仕事なんてめんどくさいのです。ちゃんとやれないのです。そんな自分はダメだな、と思うのです」

周囲の人は、Oさんに期待しているると言う。業績も上っているし、客も満足してくれていると言う。しかしOさんは、「もう辞めてしまいたい」と絶望的なことを言う。

私は、Oさんに、「あなたは自分で自分を非難しているが、あなたにとってこの仕事をどう思っているの。仕事をすることは、Oさんにとってメリットもあるでしょう。もちろん、デメリットもあるので悩んでいるのでしょう。それは何か考えてみましょう」と言った。

O「メリットは、仕事をすることで生活が成り立っているし、満足もある。しかし……」
C（カウンセラー）「デメリットの方が大きい」
O「はい。みんなが惜しんでくれるが、辞めてしまいたい。続かない。プレッシャーで、楽しめない。やる気がなくなるくらい、仕事が重荷になっている」
C「その重荷である理由を知りたい」
O「遠い遠い目標を見ていると、途方もなく大きな力がいる。それが毎日ですから」
C「なるほど、それは、マウスが輪になったはしごの上を走っているが、走れば走るほど輪が回る。目標に到達することはありませんね。それに似ている？」

O「はい、それです。きつくてやる気がなくなる」
C「Oさんにとっては、仕事は『無限』に続くものという考えで、やれどもやれども途切れることがない。だから苦しくなるのでしょう。Oさんは、休んだことがありますか」
O「普通に、土、日は休んでいますが?」
C「身も心も休まっていますか。温泉に行ったり、海外旅行などは?」
O「仕事もまともにできていないのに、休みなんかとれません」
C「なるほど、Oさんは、働いて働いて、無限に働こうとするから苦しいのでしょう。人間は、子どもの時から老年まで、同時に併行して、学習、労働、余暇という三つの生活行動をする『同時併行型 simultaneity』の生き方をしなければならないのです。

労働をすれば休みを与えなければなりません。神様は、なぜ一週間のうち土曜、日曜を作ったのでしょう。

われわれは、旅行をしたりして遊んだりします。すると、自然に、こんなに遊んでばかりいてはよくない、と思うようになり、思い切って働けるようになるのです。

よく遊ばない子は勉強もできないのです。遊びもしない、勉強もしないという子がいますが、そんな子は疲れ切って、きびしいインナーペアレントが『勉強しない自分』を非難するので、勉強しようという気力も起こらないのです」

O「なるほど、こうしてふり返ってみると、働いてばかりで、永遠にこれが続くと思っている自分に気がつきました」

C「わかってきたのかな？」

O「しかし、今、力を抜くとズルズルと安易な方へいくのでは、という恐怖感もあります」

C「それは、あなたを育てた親が、ちゃんとしなさい、とか、勉強しなさい、と強制したからで、それがあなたの心の中で『インナーペアレント』として、自分を責めるからです。そんなきびしい親を、やさしい親に変えなければならないのです」

O「それは、どうして？」

C「自分を、今、鏡に映してみて、『仕事を一生懸命してもしなくても、好きだからね』と言ってごらん」

O（言う前から涙ぐんで）「仕事をしても、しなくても好きだからね」

C「言ってみて、どう思いますか」

O（涙を浮かべて）「こんなやさしいこと、言ってもらったことはありません。心が軽くなりました」

Oさんは、休む間もなく、次から次へと仕事をしようとしていた。これは、会社がさせているのでも何でもない。会社は、土日の休みも与えている。要求があれば、年次有給休暇も与えている。

しかし、職員が要求してくれなければ、会社は、一人ひとりの会社員の心の裏面まではわからない。要求がなければ休暇も与えようがない。

精神の健康管理は、会社にも責任はあるが、職員にも責任がある。

6　きびしい「インナーペアレント」をやさしく

これまで、数カ所説明せず使ってきたが、ここで、「インナーペアレント」とは何か、ということから説明しなければならない。それは、「内面の親」という意味である。

新しい概念を使うのは、それなりの必要性があってのことである。われわれは、日常生活で、親に養育されている間は、親の絶大な影響下において生存しているわけで、親から生き方、考え方を学ぶわけである。それは、子どもに意志があって「学びとる」という程度のものから、有無を言わさず、それ以外の生き方は許さないという「強制」や「処罰」に類するような苛酷なものまである。

われわれは成人してしまうと、親の影響下から独立して、自分なりの生き方をするのであるが、人は、依然として親のきびしい支配下で生きているかのような発想をするものである。

われわれは、このような「心」の中に内在化された「親の影響力」を「インナーペアレント」と言っているが、それは、あたかも心の中に「親」が住みついていて、事あるごとに生き方、考え方を細かく指図している様子を擬人化して、そう言っているのである。

人間が生きる、ということは、日常生活で起こるさまざまな課題の解決に、自分がどうかかわるか、という問題でもある。

その際、自分に甘い人と、自分にきびしい人とがある。

きびしい人は、実は、「きびしい親」に育てられた人で、今も「心」の中にきびしい「インナーペアレント」がいて、細かいことまで指図したり、時には処罰したりしているのである。

次に、「うつ」の患者さんを例に、「インナーペアレント」がその人を支配している様子を紹介してみよう。

7 「インナーペアレント」の治療法

「うつ」の人は、自分が「きびしい」という自覚もないほど自分にきびしい。だから、本当は、「しんどい」のに「しんどい」とは言えない。あるいは、「つらい」「できない」「いや」ということが絶対に言えない。言葉は知っているが、言ったことがない。

というのは、心の中に「きびしいインナーペアレント」がいて、弱音を吐こうとする自分を責め、叱りつけるからである。

たとえば、そんなことを言うのは「ダメ人間」とか、「泣き言を言うな」とか、「人間失格」と言って、自分を責める。

「うつ」の人の心の中を見ると、「しんどい」という思いと、それと同等のエネルギーを使って、「弱音を吐くな」と押さえつけている二つの自分がいる。

「うつ」の患者さんは例外なくしんどい。疲労困憊の状態である。だから何もできない。できないと自分を責める。このことが精神的ストレスとなる。

このことは、「気の持ちよう」というような観念的なものではない。すでに述べたように、

「うつ」は、脳内化学物質の濃度の低下による。つまり、精神的なストレスが、降圧剤のレセルピンと同じような「化学作用」を及ぼしているということを知らねばならない。

「自分」をきびしく非難するのは、「うつ」の患者さんの特徴であるが、長年の「心」の習慣を修正するのは、結局は、患者さん本人である。

方法はむずかしいが原理は簡単。

自分を非難しないことが「治る」ということである。

実例を紹介してみよう。

(1) 主婦のUさんの事例

Uさんの病状や生活の有様は、第一章の7の(1)において概略を紹介した。

Uさんは、朝、ちゃんと起床し、しんどくても夫のために朝食の用意をし、洗濯もして、衣類を一枚ずつ干すが、そのたびに体を休めなければならない、ということは説明した。

そして、Uさんは、夫は働いているのに、私は何もしてない、と申し訳なさそうに言う。

だが、実際には、「うつ」でしんどくても、必死の思いで、普通の家庭の主婦のすることはすべてしている。

さらには、「しんどい」のに、夫の帰宅を「笑顔」で迎えなければ、と思ったり、夫の話を聞くだけで「一人にしてよ」と思ったりするほど苦しいのに、我慢して合槌を打って聞いている。

私は、「そんなことを言わない自分を、いい奥さんだとは思いませんか？」と言うと、Uさんは泣いた。

苦しいのに「模範的な妻」を演じようとしている。そんなけなげな自分に気づくと、自分がかわいそう、いとおしい、と思って涙が出るのである。

Uさんの「自己評価」は、このようにカウンセラーに承認されて初めて、「快感」につながることを体で知って、自分を大切に思うことが重要であることを知るようになった。

Uさんは現在、「うつ」を克服し元気である。

(2) M子さんの事例

M子さんの幼少期は、第三章の3の(1)で紹介したが、M子さんは、「うつ」で閉じこもっているが、それは、不安があるからである。

M子さんは、前髪をたらして目をかくすようにしている。そして、髪の奥から外を覗き見るようなオドオドした視線を向けてくる。

外出前は、体臭を気にして、シャワーを浴び、化粧に一時間以上かかる。服装には特にこだわりがあり、取っ替え、引っ替え、何度鏡に映しても満足することはない。

というのは、肝腎の「心」が安堵していないにもかかわらず、「外観」によって安心させようとしているからである。

だが、「完全な服装」なんてこの世には存在しない。

大切なことは、自分にきびしいインナーペアレントの評価を和らげ、服装がどうあろうと、「自分」をいたわり、愛することである。

鏡に映っているM子さんは、抵抗感があっても、けなげに外出しようとしているではないか。「立派ですね」と私は声をかけた。M子さんは、これまでこんなことを言われたことがなかった、と涙をこぼした。

(3) J子さんの事例

J子さんの幼少期も、第三章の3の(3)で紹介した。J子さんは、「うつ」の母親に育てられた。「うつ」の人はきびしい。J子さんの母親もそうである。

具体的に、そのような親に育てられた娘が、日常生活でどのようなことで悩むのか、どのようにすれば「きびしいインナーペアレント」から逃れられるようになるか、という援助の方法を通して「心」の動きを知ることが大切である。

J子さんは、先週、面接が終って、街で古本屋に入ったと言う。その時、自分が長年探していた古本を見つけた、と言う。

だが、その本には値段がついていない。

値段がついていなければ、店主に値段を聞いたらよい。しかし、値段が聞けないのだと言う。それは、J子さんのインナーペアレントがきびしいからであるが、それを緩和することが「うつ」が治るということである。

一般論だが、商人は、値段を聞かれると、適正な利潤を上乗せして客に商品を売れば、儲けが得られる。値段を聞かれるのは、売れるか売れないかはわからないが、売れるチャンスだから、喜ぶはずである。

J子さんは、値段を聞いて、高いか安いかによって、買うか買わないかを決めたらよい。それは、「自由」である。

しかし、J子さんは値段を聞けない。

その理由を聞くと、「値段を聞いておいて買わないなんて、そんなことはできない」と言う。私は「どうして?」と質問する。

J子「値段を聞いて、買わないと、相手を失望させることになると思うのです」

C「商取引は、対等です。安ければ買う。高ければ買わない。これは国の内外を問わずすべての人が守っている鉄則です」

J子「……」

C「あなたは、治療が必要で、私のところに来ているのでしょう。ここでは、私には説教をするのではなく、あなたを治さなければならない、という役目があります。だから、ここで、目を閉じ、書店の店主を思い浮かべ、『これは、いくらですか』と言いなさい」

J子「これはいくらですか」(オズオズと言う)

C「言ってみて、どんな気がしますか」

J子「今、ほっとしています。『ああ言えた』という感じでしょうか」

J子さんは、書店で本を買う時だけではなく、このような場面では、他人の気持ちを思うために、質問したことさえない。

それは、すでにこれまで述べてきたように「インナーペアレント」がきびしいからである。それは、相手を不快にさせてはならぬ、というきびしい規範があるからである。

私は、意図して、他人を不快にさせることは、「罪を犯す意」であるからよくない、と言っている。

しかしJ子さんは、高ければ買わないが、安いと買うかもしれない。値段を聞くことで、相手を不快にさせる気持ちなど毛頭ない。

このようなことがわかる、ということが、「きびしいインナーペアレント」をやさしくする、ということなのである。

患者さんの言うことを、ただ「そうですね、そうですね」と合槌だけ打っているというようなカウンセリングは、終戦直後に流行した。現在でもそのような「役に立たないカウンセリング」がまだ命脈を保っている、というのはわが国だけである。患者さんは、自分のかかっているカウンセラーを点検してみる必要がある、と思うがどうだろうか。

第七章　「うつ」の患者さんに安らぎを

1　うつであるのに長時間働いている

「うつ」の人は、本当に良心的である。だから手を抜いたりしない。約束に遅れたりしないし、ずる休みをしたりすることもない。むしろ、ほかの人よりもよく働いている。

だから、治療者は、自己破壊的な働き方をする患者さんに対して、適度の勤勉は治す必要はないが、過度の、自分を苦しめるような「働き方」に対しては、コントロールする必要があると思っている。

ここで、第六章の4で心境の変化を紹介したSさんのケースを引用してみよう。

Sさんは「うつ」でしんどいのに学校を休まず勤めている。

最近は、どの教員も昔と違って働きすぎで、休みが少なくなっているのであるが、雑用に追われて、授業が終わっても、職員室で居残りして帰宅が遅くなっている。

Sさんも、採点や報告書の作成などで、帰宅は遅い。

夫も教員であるが、Sさんより早く帰り、夕食を作って待っている。

私は、そこで、治療上の必要性から、Sさんに、職員室で雑用をしている人が一人でも帰宅すれば、「二番目に帰りなさい」と言った。

というのは、一番先に帰宅するのは気が引けるであろうと思うので、誰かが帰れば、それを合図に、二番目だったら帰りやすいと思ったからである。

この指示は、「病気」を治す上で大切な「自己理解」と「自己変革」の助けとするためである。

しかし、Sさんは、このような治療者からの指示を守れたであろうか。NOである。Sさんは、相変わらず、いつものように、ほとんどほかの人が帰ってから、最後の方で帰っている。

私は、「どうして？」とその理由を問う。

Sさんは、「仕事」はやればいくらでもあるので終らない、と言う。そして、それに加えて、早く帰ると、みんなが、

「仕事は終ったの？」

という目で見ているように思うので、帰れない、と言う。

これでは、健康な人よりも病気の人が遅くまで仕事をしていることになる。

それに、Sさんは、みんなより早く帰るということになると、「先生に理解してもらえるかどうかわからないが、『淋しい』という気がするの」と言う。

私は、「その気持ちはわかりますよ」と言って、Sさんは、淋しい人なので、居残りをしているということで、仲間の一員として安心していられる。しかし、仲間から抜けて、早く帰ってしまうと、仲間でなくなるようで淋しいのでしょう、と解釈した。

Sさんが、このように、淋しい、という感情を表出したので、私は、Sさんが教員仲間とし

てみんなの中で受け入れられ、安住しているのかどうか、ということを問題とした。

それは、ほかの教員の問題というより、Sさんの「適応感」という内心の問題なのである。

Sさんは、教員として、自信を持って仕事をしているのではない。

Sさんに質問すると、教員を始めて二〇年以上になるのに、彼女は「自信がない」と言う。

たとえば、クラスでよく泣く子がいるのですが、泣く子が苦手なんです、と言う。また、自分のクラスはほかのクラスと比べて、まとまりがなくてザワついている、と言う。

授業参観や研究授業が一番いやで、児童がちゃんと授業についてこない時は、自分の教え方が悪いのではないか、と心配になる。

それだけではなく、教室内で児童の図画や作品を展示しているが、ほかのクラスの作品より見劣りするのが気掛かりで、自分の指導力不足が目立って、管理職や保護者から軽視されるのがこわい、と言う。

それに、自分はほかの教師と比べて、どうしても児童をよく叱るので、子どもたちは、自分に少しもなついていない、と言う。クラスには、ほかの子をイジメる腕白な子がいるが、その子を見ると腹が立って仕方がないが、怒ると、反撥したり、勝手な行動を始めたりするので、いつも自制している。そのため、教室に入ると、ドーッと疲れが出て、しんどくて仕方がない、と言う。

2 「怒りの仕事 anger work」の方法と意味

私は、「うつ」の治療者として、Sさんを現実に「楽にして」教師としての仕事ができるようにしなければならない。

そこで、「怒りの仕事」という治療技術を用いるのであるが、実例を示す前に、少し解説をしておかねばならない。

「怒りの仕事」とは、面接の場で、クライエントが、家庭や職場で、腹が立つことがあるのに、怒ることができない、という場合、その場面を再現して、実際に「怒る」という方法で、「心を満足させる」治療法である。

この方法は、Sさんが、教室で児童を怒ることを練習させているかのように見えるかもしれないが、そうではない。

この方法の目的（真意）は、実際に腹が立つのであるから、「怒る自分」を受容し、怒ることによって、怒りの感情を消失させるようにすることにある。

たとえば、Sさんのように、児童に対して怒りっぽい人は、怒りの感情を溜めているので（「怒気」を温存しているので）児童もなつかないし、怒りやすいのである。

私は、ここで、Sさんに、「怒りを我慢しているとしんどいでしょう。今、目の前にイジメをする子がいると想像して、『イジメるな！』と怒ってみなさい」と言った。

Sさんは、私が指示した通り、怒って「情動」を発散した。

繰り返すが、Sさんに子どもを叱る練習をさせているわけではない。

Sさんは、怒りがあっても、逆に「怒ってはならない」と我慢しているので、つらいのである。だから、治療者は、「我慢せずに、怒りを表出してほしい」と言って、「怒るSさん」を受容するわけである。

人は、このように、怒る自分を「それは腹が立つでしょう」と言って受け止めてもらって初めて満足するのである。

このようにして、Sさんは、実際にどうなったか。

「怒りの仕事」によって、Sさんは、不思議に子どもたちに腹が立たなくなり、教室で少々のことがあっても気にならなくなり、仕事が楽になった。そして愛情で接すれば子どもたちも自分の指示に素直に従ってくれるようになった、と言う。

「怒りの仕事」に関して、もう一例紹介しておきたい。

それは、日本の家族の宿命のようなものであるが、「嫁・姑問題」である。

外国では、結婚した子が親と同居するという例は、病気等特別な事情でもない限り、めったにない（老人人口の五％程度）。この問題は「in-law problem」と言うのであるが、外国ではどのような研究をしているのか本を探したが、例が少ないせいか専門書はほとんどない。

嫁姑の紛争は、三世代同居という場合、嫁と姑という「女」同士の争いとなるが、それは、姑にとっては「息子」、嫁にとっては「夫」をめぐっての争いである。

姑は、息子が結婚すると若い嫁の方がいいに決まっているので、仲が悪くなると、通常は、息子は嫁の方につくものであると考える。

姑にすれば、息子を嫁に取られた、と思う。夫婦仲がよいということは決して喜ばしいことではない。特に、一緒に風呂に入ったり、風呂の中で話をしたり笑ったりしていると「隣家に聞こえる」と言って怒ったりする。

そのうち、嫁も姑も、互いの顔を見るだけで、腹が立ってくる。しかし醜いけんかはしたくない、と思って、感情を抑えている。

「怒り」は強大なエネルギーである。それを押さえているというだけで、「怒り」の強さと同等の強さの精神的エネルギーを使うので、頭痛、不眠、肩こり、高血圧などの症状が出てくる。このような場合にも、「怒りの仕事」という方法を使って、情動発散をさせることになる。

もちろん、このような方法は、温厚な人ほど、ためらいがあるし、時には、怒りの表出を恐れる人もある。たとえば、「怒り」を出すと、止めどもなく感情があふれ出て止めることができなくなるのではないか、と恐れる人もある。

もちろん、このような高度に熟練を要する技法は、練達のスーパーバイザーの指導によって、サポートされなければならない。初心者のカウンセラーが自己流でやって、重大な結果を招いたとしても、それは筆者の責任ではない、ということを強調しておきたい。

ここでKさん（五四歳）の例を紹介しよう。

Kさんは更年期「うつ」と診断され、頭痛、目まいに悩まされていたが、別居していた息子が、実家（姑）の近くの支店に転勤になり、同居するようになってから症状はより激しくなった。

息子は、昔は自分に対していたわりがあったが、別居している間に完全に嫁の虜になってしまったようで、Kさんが嫁の不満を洩らしても逆に嫁の味方をする始末である。

私は、Kさんの話を聞いて、自己犠牲的に息子の成人のためだけに生きてきたKさんに同情した。

そこで、お風呂の場面を思い出させ、口惜しい気持ちを表現してみなさい、と言った。

Kさんによると、風呂でふざけているのか息子夫婦の笑い声が聞こえると、自分のことを二人であざけって笑っているのではないかと思う、と言う。

私は、「それなら、風呂の二人を思い浮かべて、『ふざけるな！』と怒ってみよ」と言った。

Kさんは、ためらっていたが、私に促されて、ふりしぼるような声で
「ふざけるな！」

と怒った。私は、怒ってみて今どんな感じがするか確かめたところ、胸のつかえがなくなりすっとした、と言ってくれた。

Kさんは誰にも怒りを聞いてもらえなかったが、初めて胸のつかえを怒りの表出とともに解消した。

Kさんは、怒りを表出し、受容されることによって、自分を正当化することができるようになったが、息子や嫁に、きつくなったかと言うと逆で、嫁に聞くと、手が空いている時は、掃

除もしてくれるし、花に水やりをしてくれる、と言う。家族関係がよくなったことに加えてKさんは、頭痛、不眠、肩こりなどの更年期障害が解消すると、不思議なことが起こった、と報告してくれた。

それは二年前（五二歳）に「生理」がなくなったので自分は、「閉経期」が来たのだ、と思い込んでいたが、生理が始まってびっくりした、と言う。

女性の体は心身ともにデリケートで、ストレスによって、「生理」は止まることがある。つまり、ストレスは「自己保存」のための戦いでもあるが、そのためには「種族保存」は一時的に犠牲にされるのである。

3 「固定観念」の解消はいかにむずかしいか

人は、自分の抱いている考えが誤りである、と言われても、そんなに素直に改めることはできない。

それは、一プラス一は三、というのを、「二です。改めてください」とか、「大正という年号の次は、平成ではない。『昭和です』」と言って改めさせるのとは違った困難さがある。

というのは、「うつ」とは、自分の生き方、考え方、あるいは、自己評価、あるいは、自己表現、自分が好きか、嫌いか、ということに深くかかわっているからである。その考えが、仮に「自己を苦しめるもと」だとわかっていてもその考えを変えることはむずかしい。

「うつ」の人は、突き詰めて考えると、考えを変えることができないので、しんどいし、治らないのである。

特に、「うつ」の人は、しんどいのだから、「しんどーい」と言えば治るのである。

われわれは、このような技法を「悲嘆の仕事」と言っている。

最愛の人を亡くしたが、その時、充分に嘆き悲しむことができなかったり、「対象喪失」という重要な時に日本人は涙を見せるものではない、と言って我慢したりしていることが多いが、そのようなことをしていると、障害として後々に残ることになる。

その点、隣国である韓国・中国などでは、葬儀の時に「泣き女」を雇ったりして、充分な「悲嘆」の仕事をして死者を送る。

われわれは、カウンセリングの「場」を単なるお話をする場だとは考えていない。

それより情動表出の場ととらえている。私は、患者さんがしんどい時、「しんどーい」と言わせることがあるが、その反応は次に示すようにその程度は様々である。

①「しんどーい」と言い、少々言いにくそうであるが、我慢して言い続ける。時には、涙が出るかもしれない。
②「しんどーい」と言うが、それは口先だけで言っているだけで、本当に心の底からそのつもりでは言っていない。
③「しんどーい」なんて言うと、自分が自分でなくなってしまいそうで、なかなか言いにくいが言っている。
④「しんどーい」と言えと言われても、「そんなことは言えません」とはっきり断る。
⑤言おうとすると、同時に、手足がバタバタ動いて、口はパクパク動いても言葉にはならず、しまいにスリッパを投げつける。

これが、われわれのところに治療にやって来た人の反応である。
①が「うつ」の最も軽い人で、順番に重くなって、⑤が最も重症の人である。
「うつ」とはまったく無縁の一般の人にしてみれば、「えっ？　こんなこと？」と思うであろうが、このようなことがわかっていないと「うつ」を治すことはできない。

つまり、「うつ」は、患者さんの「観念」や「思考のシステム」そのもの、われわれが「体内コミュニケーション」と言っているものが、自分自身を苦しめているから起こっているのである。

たとえば会社で仕事をすると仮定する。

すると、同僚や上司、新任者にどう接するか、とか、お客や電話の応対などで、どうするか陰に陽に気を使う。

そして、他者が、自分の思う通りに動いてくれないと、よく気のつく「自分」とは違って、「どうして」という思いで時には、「怒り」が生じてくる。しかし、怒る自分をよくないという「自己批判」や「自責の念」が生じて、その場にいられなくなる。

こうなると、サラリーマンのクライエントは、出勤する朝、胸がドキドキして苦しくなる。

そして配置転換をしてもらったり、休職したりするが、それは表面的な解決にすぎない。

「うつ」の基本的な問題は、仕事が過重になった、とか、人間関係のもつれやわずらわしさ、といった環境上の問題に原因があるわけではない。

「うつ」という病気が、ほかの精神病とまったく違うのは、自分で自分を苦しめていることにあるが、自分を苦しめる「その考え方」を改めることができない、という病気である。

それは、政治体制、特に、独裁政権にたとえると最もわかりやすい。

独裁国家は、ほかの思想や政党の存在を許さない。

自由主義の国では、首相でも国会や記者会見で質問責めになり、責任追及までされる。

しかし、独裁体制下では、そんなことは思いもよらないことで、人民は、独裁者と違った思想や主義を持つことは許されない。つまり国外に亡命しない限り、投獄されるか死刑になる。

民衆は、いかに苦境にあろうと、「苦しい」とは言えない。独裁者を礼賛することしかできない。

すでに述べたように、「うつ」の患者さんは、しんどいのに、「しんどい」と訴えることさえできない。それは、ちょうど、民衆がいかに苦しい生活をしていようとも、その生活を強いる独裁者を追放できないのによく似ている。

このように言うと、「うつ」は治らないと言っているのと同じではないか、というお叱りの声が聞こえてきそうであるが、そうではない。

「うつ」の治療とは、確かにむずかしいのであるが、この独裁者を慈愛に満ちた、いたわりのある人、つまり、やさしいインナーペアレントに転換すれば、患者さんは活力を取り戻し、元気に働けるようになるのである。

それは、もちろん、弱音を吐ける人になるということである。

4 「過労死」を例として

コミュニケーションには二種類ある。

まず、対人関係コミュニケーションであるが、これは、わかりやすい。通常の、人と人との会話のことである。

聞きなれないのは「体内コミュニケーション」という概念である。これは何も奇をてらうわけではなく、必要があって使っている。

人は、何かを見たり聞いたりする。知覚である。そして、何かを感じる。それを誰かに伝えたい、と思う。表現する言葉を選択し、声に出す。

人は、実際に他人に語りかける前に、すでに、心と体との間で、感じたことを表現する作業をしているが、これを「体内コミュニケーション」と言っている。

それは、よくしゃべって意思を伝えるのが上手な、対人関係コミュニケーションのスムースな人もいれば、そうでない人もいるように、体内コミュニケーションにもスムースな人とそうでない人がいる。

すでに説明したように、「うつ」の患者さんは、苦しいことがあっても「苦しい」とはなかなか言わない。それは、「対人関係」に問題があるのか、あるいは「体内コミュニケーション」に問題があるのか、というと、後者の方に問題がある。

というのは、「うつ」の患者さんは、幼少期からずっと淋しい、悲しい、苦しいという場面があっても、それが常態であるので、そのことを特に自覚することがなかった。

「うつ」の患者さんと面接すると、ほとんど自分から話すことはないので、こちらから幼少期のことを話題にして話しかけなければならない。

通常、患者さんは、自分がそんなにひどい状態で暮らしてきた、という自覚はない。だから、治療者が相当の熟練者でない限り、何を聞いてよいのかわからない。特に、ロジャース流の訓練を受けてきた人には、それが盲点になっているように思う。

「うつ」の患者さんは、一般化して言うと、愛に満ちあふれた、やさしい親を体験していない。だから、「しんどい」「淋しい」「苦しい」と言ったことがない。つまり、そのような言葉は、自分の外には存在しても、内には存在しないのである。

「うつ」の患者さんを治すためには、まず、「しんどい」とか「苦しい」ということを自覚し、それを言語化するという「体内コミュニケーション」のシステムを構築することから始めなければならない。

しかし、それがいかに困難な仕事か、ということは、「過労死」という不幸な自殺例を取り上げて説明しなければならない。

あるまじめな社員（「うつ」の患者さんであるが、受診していない人であることが多い）が忙しい会社に勤務している。連日、超過勤務をこなして、業績も上げ、黙々と働いているが、ある日、突然、自殺した。

遺族は、びっくりし、次に悲嘆にくれ、ついには、その理由を知ろうとして生活実態を調べ、その実態に「怒り」が湧いてくる。こんな休みもとれない労働は、人間性を無視していると思う。

遺族は、会社を「過労死だ」と裁判所に訴える。

会社にしてみれば、「超過勤務」がこのようなことになろうとは思いもよらないことだったのだが、事故は起こった。

このことが何を意味するかと言うと、「うつ」の患者さんは、日常、苛酷な状況にあっても「しんどい」とか「苦しい」と自己表現（言語化）をしない、ということに気づかなければならない。本書の第一章冒頭で述べたIさんの場合も、毛頭そのような素振りもなかったと言う。

たしかに「うつ」の人は、苦しくても黙々と働く人が多い。中には、会社を休んだり、辞めたり、時には、自殺したりする人がいるが、それは「行動化」なのである。

一般に、周囲の者は、「言語」で切迫した状況や自分の気持ちを表現してくれない限り、「うつ」の人のことはわからない。

「うつ」の治療では、「言語化」は特に重要である。

言語化によって初めて、自分の苦痛を意識し、それを自分以外の人に理解してもらうこともできる。

「言語化」とは、通常、自分の体の状態や気持ち、しんどさ、不満だけでなく、プラスの感情である「喜び」「満足」などの気持ちを他者に表現することであるが、われわれ治療者が、患者さんとの面接を通して実感することは、「言語化」とは、自覚し、実感するということと表裏一体になっている、ということである。

極論すれば、言葉で他者に自分の心身の状況を告げることができない人は、実は、自分のことがまったくわかっていない人である、ということになる。

人は、おとなしい人は、不満を感じていても、（つまり自覚していても）ただ言わないだけだ、と思っている。

そうではない。言語化できない人には、自分で自分のことがわかっていない、という人もいるということを知らねばならない。

面接には、だから「自覚」を推進するという重要な側面もある。

もし言語化しないなら、「会社を辞めても」「死んでも」どういう理由があったのかわからない。患者さんにしてみれば、通常どう考えているのかと言うと、自分のこの苦しみは、会社のせいでもなければ、他人のせいでもない。すべては自分の能力がない、自分が弱い、だから自分に責任がある、と思っているものである。

普通ならこういう場合、会社を休んだり、辞めたりするという解決方法を考える。

だが、人間の心は、そんなに単純にはできていない。

「うつ」の人は、すべてが良心的で、強い「超自我」の持ち主であるから、仮に、仕事を辞めることを考えても、その後のことも考える。

体は楽になったとしても、遊んでいる、怠けていると思って、自分を責める。苦しさは変わらない。

われわれは、患者さんが勤務している場合、できるだけ退職せず、雇用を続けるとか、休んでも休業補償を受けてもらいながら治療を進める。

患者さんは、このような場合でも、ほかの人とは違った反応をする。その違いとは、ほかの人と比べて、自分はちゃんとやれていない、とか、ちょっとした間違いでも深刻にとらえ、自分を責めたりする。そして、家人に対してさえ、「しんどい」とか「苦しい」とは言えないのである。

5 「うつ」の治療法の一例・「言語化」

(1) T君の治療例

その生育歴は第三章の3の(2)で紹介した。

T君には結婚してもよいと思っているH子さんがいる。

H子さんは大学時代の友人で、語学力を活かして海外旅行の添乗員をしている。H子さんの親（市議会議員をしている）は、娘の結婚相手はT君と思っている。しかし、T君に対しては少し不信感と疑念を持っている。

というのは、家に来てもコソコソしていて親を避けているからである。誠意があれば、隠れて交際するようなことはせず、ちゃんとあいさつぐらいはしてほしい、と思っている。

T君は、H子さんの親のそのような印象とは違って、誠意は持っている。コソコソしているように見えるのは、今は「うつ病」のため定職も収入もなく、病気だと告白することもできず、ましてや「結婚してくれ」と言われてもできない。H子さんの親から「なぜ働かないのか」と言われることはないが、理由を言えないので親とはできるだけ顔を合わさないようにしているからである。

T君は、就職できない。恋人と結婚もできない。毎日、生きているのが苦しい。ひと思いに死ねばどれほど楽になるか、と思っている。そして、さまざまな死に方を想像していると言うが、時々、そんなことを考えている自分が恐ろしい、とも言う。

「うつ」のクライエントは、よく「死にたい」と言う。

その時、傍《そば》にいる人はとかく、そんなこと言わずに「ガンバレ」と言いがちである。

常識的には、誰もが「ガンバレ」と言ってどこが悪い、と考えがちであるが、それがよくない。

「うつ」の人は、これまで充分すぎるほどガンバってきた人である。そして、破局に直面して、やっと、苦しみを訴えることができたわけで、その時、温かく「苦しいんだね、わかったよ」

と言ってあげなければならないのに、激励して、「もっとガンバレ」では、死に追いやるようなものである。

正解は、弱音を吐くことを許容することにある。

(2)「体内コミュニケーション」の言語化

T君が元気になるためには、これまでずっと抑圧してきた「感情」を表出しなければならない。

「うつ」の人は、例外なく「しんどい」のであるから、「しんどい」と感情を表現しなければならない。

私は、T君に、ソファーに横になって、「しんどーい」と言いなさい、と指示した。

T君は、指示されて、「しんどーい」と言った。

しかし、それは感情のこもらない鸚鵡《おうむ》返しの言葉にすぎず、口先だけで言っている。それは、われわれが「頭のコトバ」と言っている言い方である。これでは、「うつ」は治らない。

大切なのは、心から悲痛な思いが体から出るコトバでなければならない。

そこで、私は、「しんどい時は、顔をしかめて、本当に苦しそうに『しんどーい』と言うものです。それに、苦痛を告白すると、溜め息が『ハアーッ』と出るものです。もう一度言ってみてください」と言った。

T君は、細い声で「しんどーい」と言って深い息をついた。

私は、言ってみてどう感じますか、と問うた。

T君は、「苦しいです」と言う。

私は、そこで、今度は、「同じ言葉を声に出さず、心の中で言うのです。声に出さないので、私には聞こえませんが、本当に言ってみてください。言ったかどうかは私にはわからないとしても、言わないと治らないのですからあなたが損をするだけです」と言って、「無音声の訴え」を試みた。

T君は、心の中で「しんどーい」と言ったようで咽頭がかすかに動いたように見えた。

私は、「言ってみて、どうですか」と言った。

T君は「声を出した時より言いやすいが、しかし、苦しい」と言った。

私は、そこで無音声で言う意味を話した。

声に出さないで心の中で言っているので他人には聞こえないので言いやすいのです。しかし、T君の心の中には依然として、弱音を吐くことを許さない「きびしいインナーペアレント」がいますね。「そんな弱音を吐いて」と言うことを許さない、という禁止を乗り越えて言うのですから、苦しいのは当然なんです、と解釈した。

私は、ここで、「うつ」になる思考方法（体内コミュニケーション）を自覚してもらうために、治療場面でその発想法を「再現」させた。

私は、T君に自分の顔を鏡に映して見てください、と言った。そして、自分に対して、

「しんどくてもガンバレ」

と言ってみなさい、と言って、言わせた。

T君は、指示された通り言った。

私は、「言ってみて、今、どんな感じがしますか、ありのまま言ってください」と促した。

T君は、「苦しい。胸がつかえるような重苦しい感じがします」と言った。

そこで、私は、これがT君の「うつ」の原因なんです、と言った。そして、念を押すように、「今言った、『しんどくてもガンバレ』という言葉は、言いやすいか、言いにくいか」と問うた。

すると、T君は「言いやすいです」と言った。

その理由がわかるであろうか。

それは、T君が、常日頃、事あるごとに、自分に対しいつも「しんどくてもガンバレ」と言

い続けてきたから、言いやすいのである。

このような、苦しい時の「慣用句」は人によって違いがあるのであるが、「うつ」の人は、すべて、と言ってもよいほど「ガンバレ」思考であり、自分にきびしいから苦しいのであるし、働けないのである。


このことをT君が理解できると、再度、元へ戻って、言いにくいかもしれないが、胸が開放されるような体験をもたらす「体内コミュニケーション」、つまり、訴えるように「しんどーい」と言うように促した。

T君は、言いながら目から涙をこぼした。

「うつ」の患者さんの生育歴を見ると、親は、善意である、とは言え、子どもに苛酷な環境を与えていたことに間違いはない。特に、患者さんは親から、「やさしい言葉」をかけられたことがない。「やさしい」ということは言葉としては知っていても、「体」で体験したことはない。

私は、「やさしい」ということを体で知ってもらうため、再度、T君に鏡で自分を映し、その自分に向かって、心を込めて、

「しんどいんだね、わかったよ」

と言ってみなさい、と言った。

T君は、そのように言ってから、涙を浮かべ、自分は親からこのようなやさしい言葉をかけられたことがなかった、と言った。

つまり、T君のような人は、言葉として「やさしい」ということは知っていても、体で体験したことがない人なのである。

「いたわり」があって初めて、心は癒される。

蛇足ながら、私は、治療活動を通して、日本の将来を憂えている。

というのは、わが国は、家庭も学校も、会社も社会も、「人間」を大切にしていない。口を開けば、「ガンバレ」とか「努力しないからダメなのよ」と言う。心配なことがいっぱいあるのに、「気にしない、気にしない」と否定して生きている。

その点、中国は、一人っ子政策で、子どもは「小皇帝」と言われて、大切に、愛されて育てられているように思う。

愛されて育てられた人は、無限のエネルギーにあふれて、自信があるので、自分の持てる力を十二分に発揮して、それでも疲れを知らない。

日本には、新しい政権が誕生したが、もし、私の主張が正しいか、誤りか、「育児特区」でも作って試してみてほしい。

私は、喜んで協力を惜しまない。

6 「状況」の改善が「心」を許容する

「うつ」の人の中には、家に閉じこもっている人もいる。

親は、「外に出よ」と言うが、なかなか出ようとはしない。その理由を聞くと、患者さんは、近所の人が自分のことを変な目で見る、とか、噂をしている、と言う。

これらの恐怖や不安は、感情を抑圧することによって起こるのであるが、悩みを「状況」と「心」に区分してみると、人は、とかく「心」だけの問題と考える傾向があるが、それは「状況」を軽視しすぎると思う。

「うつ」を「心」だけの問題と考える人は、「他人はお前のことを変な人だなんて考えていない」と言ったり、「仕事など考えず、気楽に」とか、「趣味を生かして、自然に親しんだら」と言ったりする。

われわれは、逆に、「うつ」の人は自分の「状況」に満足していないのだから、「状況」を改善できるように援助する。「状況」がよくなって初めて「うつ」もよくなるということを知らねばならない。

実例を紹介してみよう。

(1) N君の事例

N君は二七歳の男性。大学卒業後、企業に勤務したが人間関係がうまくいかなくなって、三カ月で退職。その後、ずっと家に閉じこもっている。

家庭は、父（公務員、管理職）と母（主婦）の三人暮らしである。

N君は、面接を始めてからすぐ自分のことを、自嘲気味に、「パラサイト・シングル」（独身の寄生虫という意味）と言って、家から外に出ることを恐れていた。

ビデオやCDを借りるため外出する必要がある時は、仕方なく出るのであるが、出る前に戸外を確認しなければならない。誰もいないとよいのだが、近所の人が立ち話でもしていると、「自分のことを噂している」と言う。

N君は、「うつ」である。自分には極めてきびしい。だから、人を恐れて外へ出られない自分のことを「ダメ人間」と言っている。

N君の「体内コミュニケーション」は、親の考えと同じで、「外へ出なければ」と自分を責めている。そして、責めれば責めるほど気力はなくなるもので、恐怖もつのってくる。その結果、外には出られなくなる。

大切なことは、N君の心の中にある「きびしいインナーペアレント」を「やさしい親」に変えることである。

ということは、N君の本心は、こわいので外に出たくないのである。しかし、彼は、「そんなことでどうするのだ」と自分を責めている。

これでは、外に出ることはできない。外に出られるようになるためには、温かく「出たくないのだね、わかったよ」と彼をありのまま受容することにある。

素人は、そんなことを言うと、本人を甘やかしていては、家に居続けようとするだけだ、と考える。

特に、親はそうである。そのように育ててきたので、N君は、自分にきびしいのである。

N君は、もっと自分にやさしくならねばならない。しかし、ただ「自分にやさしく」と言って待っているだけでは、絶対にやさしくはなれないのである。

N君は、ある時、車の免許を取りたいと言った。そして「入学案内」をもらってきた。私は、「よく自動車学校まで行けたね」と言った。親も喜んでくれた。それは大きな進歩である。だから、面接の場面で、「よく行けたね、立派だよ」と言った。

N君には、パソコンの特技がある。

そのころ、市立図書館で、アルバイトの募集があった。N君は応募すると採用された。所属する部屋には、同種の仕事をする人が管理者を含めて五人いる。

実は、このように「状況」が変わることが大切なのである。

「うつ」の人は、良心的で自分にきびしいと言った。

何もしないで家に閉じこもっているだけでは、良心がとがめる。ところが、このように、アルバイトではあるが、外に出て働けるようになると、自分を許せるようになる。つまり、人と顔を合わせても何とも思わなくなったと言うのである。

私は、「どうして」と理由を問うた。すると、N君は、「ぼくはもうパラサイト・シングルではない。そう思いませんか」と言う。

このように「状況」が改善するということも「うつ」を治す場合、大切な条件である。

だから、もし、復学も復職もできないままで、「うつ」を心の問題として、治ったと判断するのは誤りである。治ったというのであれば、普通の人がしていることは何でもできるようにならなければならない。

「心」と「状況」の問題は、実は、むずかしい問題を含んでいる。

患者さんは、「心」に問題を持っているので環境に適応できないということは、よくあることである。職場とか、結婚生活などへの不適応である。われわれは、そのことがわかっているので、「現状」を変えてはならないと言う。

その理由は、職場でうまくいかないので「配置転換」をしても、「心」が治っていなければ、新しい職場で、また問題を起こすからである。結婚がうまくいかぬと言って離婚していては、紛争を起こさせている「心」から目をそらすことになる。同様に、就職して人間関係が悪いからと三カ月で退職し、家庭にいるだけではN君の問題は何なのかわからない。精神科で「様子を見ましょう」と言われて投薬だけされているのを見かけるが、「放置」にならないようにしなければならない。

N君は、職場で働くことによって、「心」の問題にも直面できる。

働くことは、N君のかかえている「うつ」の性質をより明らかにすることになる。つまり、会社などで勤務するということが、「うつ」を根底から治すためには不可欠である。

N君の仕事は、図書館が大量に購入した図書を、データに入力し、同時に貸し出しカードを作成したりすることである。

同じ係には女性が四名いる。N君は新入者で、男性であるので無駄話もしないし、パソコンの操作には慣れているので仕事はすぐ終る。

終ると、「何もしていない」ということがつらいと言う。怠けていると思われるのではないか、と考えたり、給料をもらいすぎていると思ったりして、自分の席で座っていることがつらい、と言う。

私は、それなら、責任者（係長）に「何かすることがあれば手伝いましょうか」と言ったらどうか、と言った。

すると、N君は、「そんなこと言えません」と言う。「どうして?」と問うと、仕事中に話しかけると「係長の仕事の邪魔をすることになりませんか」と言う。

私は、そんなことはない。話しかけて一瞬手を止めることがあったとしても、N君が手伝えば、係長は、自分の仕事がそれだけ少なくなるので助かるでしょう、と言った。

N君は、話を了解した。

私は、再度、N君に、目を閉じ、係長の顔を思い出し、

『何かすることがあれば手伝いましょうか』と言いなさい」、と指示した。

N君は、言いにくそうであったが、言われた通りに言った。

私は、「言ってみてどんな感じがしますか」と問うた。

N君は、今までこんなことを言ったことはなかった、と言う。自分の言動が少しでも他人の迷惑になるようなことは許されない、と思っているからである。

N君は、述懐する。

「ぼくは、いつも、自分がどう思われるか、そんなことばかり考えて、相手が助かることになるなんて考えてもみなかった」と言った。

「うつ」の患者さんは、N君のこのような姿勢に見られるように、「自分」にとらわれがちで、自分の善意を信じることができないのである。

N君は、自分の持っている「問題」をよく理解するようになった。


そもそもN君は、なぜこのような発想をするようになったのか。

それは、彼がどのように育ったか、ということと関係がある。ここでは、細かい生育歴のエピソードを縷々《るる》述べるよりも、N君の次のような言葉が、彼の生い立ちを最も雄弁に物語っているように思われる。

「ぼくの家は、大阪・天保山の『海遊館』なんです」

私は、「それはどういう意味?」と問うた。

N君の説明では、海遊館には、大きいサメもいるし、小さい魚も無数に泳いでいると言う。それらの魚は、すべて同じ方向で回遊していて、反対方向に泳ぐ魚は一匹もいない、と言う。そして、N君は、自分の家は、お父さんが動くがままに母も動いているし、ぼくも親が動くように動いているが、それが当たり前だと思っていた、と言う。

N君は、だから、小さい時から、自己表現や自己主張をしたことがない。それほど、親は権威があり、完全で、自分は、親に言われる前に、親の期待しているように行動するという、極めて稀な生活をしてきた人だ、ということもわかった。

(2) N君の朗報

N君の「うつ」は治った。

臨時雇用の仕事から常勤の正社員になったということは年賀状で知った。

それからほどなくして、結婚した、という手紙をもらった。

教会でのバージンロードを花嫁さんに左腕を貸して歩いている写真。ウエディング・ケーキを前に二人がローソクの火に照らされた笑顔の写真。それと、列車の先頭の横で肩を抱いて並んでいる二人の、これから新婚旅行に出発するというあわただしい雰囲気を感じさせる写真を送ってくれた。

文面には、

私たちは○○年○月結婚いたしました。これからは二人力を合わせて、幸せな家庭を築いていきたいと思います。

どうぞよろしくお願いいたします。

交際中に一度別れた彼女と結婚しました。

先生ありがとうございました。

○年○月○日

住所

妻　N

とあった。

私は、通知をもらって、これ以上の喜びはない、と思って、便箋《びんせん》に何枚もこれからの「心」の持ち方に加えて喜びとお礼の返事を書いた。

患者さんからの、「元気でやっている」という近況報告ほど治療者の喜びや活力の素になるものはない、と私は思っている。

7 社会的効用と無条件絶対の愛

われわれは、競争社会で生きている。そのため、仕事も、スポーツ、芸事なども「成功」という視点から見がちである。

現代の親は、子どもを社会的な勝者になりうるように育てたいと念願するあまり、「社会的効用」という視点からしか人を見ることができないようになっている。

このことは、文部科学省や教育委員会も、また学校にも言いうることで、「社会に役立つ人」という視点から人間を評価しようとする。

だが、大切なことは、「親にとって」子どもは、家や社会にとって役に立つかどうかにかかわらず、大切な、愛すべき存在として受け入れられねばならないということである。

たとえば、子どもが交通事故で、車いすの生活になったとする。子どもが働けなくなってただ世話だけしてもらう存在になったとしても、本当に立派な愛情ある親は、「この子がただ生きていてくれるだけでも、私には最大の喜びです」と言う。

もし、そうでなく、「社会的効用」という視点で育てられたなら、子どもは、成功者でない社会で役に立たなくなった「自分」を非難したり、嫌ったりするようになる。

このような態度は、「うつ」の人の典型的な自己評価の態度であることを知らねばならない。われわれは、このような「思考方法」が問題なのだ、と言っている。

治療には、目標や理念が必要である。

「うつ」の人のこのような「自己評価」はそれ自体が精神的ストレスになっている。だから、治療とは、その考え方、生き方を変えなければならない。

これまで、われわれは、「きびしい親」が問題だ、と言ってきた。それは、やさしい親の喪失ということで、「対象喪失」と言ってもよい。

このような親は、子どもが、毎日勉強したり、スポーツ、演奏、試合のために練習したり、汗を流したりしていることを知っているにもかかわらず、大事な「発表会」や「大会」や「試合」に出場する時、「ガンバレ！」と言う。

なぜ、アメリカの親のように、「take it easy」（気楽にね、とか、いつもの調子でね、という意味）と言えないのであろうか。

私がこのように言うと、「ガンバラなければならない場面で、ガンバラないでどうするのか」という反対論が出てくるかもしれない。ということは、日本人である私もわからなくはない。

だが、冷静に考えてみて、「うつ」やそれを原因とする「自殺」という不幸をなくしたいのならば、それには、社会的な風潮にも着目せざるをえない。

川の流れにたとえると、われわれは、下流に流されてくる患者さんの悩みを聞いて「治療」のための活動をしている。

患者さんを見ていると、誰もが同じような悩みをかかえているし、同じような育ち方をしている。

イタイイタイ病は、当初、風土病だと思われていたが、上流にある化学工場の汚水に含まれていたカドミウムを取りこんだ魚を食べたことが原因で、猫や人間に被害者がでたとわかり、汚染防止もまた補償も実施された。

「うつ」も同様に、上流には化学工場のような原因があるのだ。

それは、「うつ」の患者さんに、共通して見られる、「自分にきびしい」という特徴であったりする。

また、人格形成には幼少期からの親の影響を見逃すことはできないが、「うつ」の患者さんの親は、共通して「きびしい」という特徴がある。そして、子どもに「社会に役立つ人」ということを、何の疑いもなく、価値観として押しつけている。

子どもにとっては、親がすべてである。その親が、子どもに対し、「社会に役に立とうが立つまいが、私にとって、あなたは大切な子どもである」と、なぜそのように考えられぬか。

もし、あなたが死んでしまったりしたら、私の生きる意味さえない、というような「無条件、絶対」の愛によって育てられたならば、子どもは、どれほど幸せであろうか。

このように慈愛にみちた親から、その存在を無条件的に、絶対的に承認されて育った人は、決して「無意味な」死に方をすることはない。

また、もっと重要なことだが、「無意味な」生き方をすることはない。

あとがき

「うつ」はまともな病気だと言っているが、実際に、死にたい程苦しいのに本人は自分が「病気」だとは夢にも思っていない。

病気だと思うと、治してもらおうとするし、治す手段があると思う。

それは、薬であるとかカウンセリングである。

しかし、軽重にかかわらず、自分が「病気だ」という自覚のない人が少なからずいる。

この種の自覚のない「うつ」の人は、例によって自分の「性格」が明るくないとか、「努力」が足らない、と言って自分を責めて、責めて、自縄自縛に陥って抜け出せないでいる。

たとえば、偶然、車のセールスをしている人に会ったことがある。

彼は生真面目な人で努力家でもあるが、会社での業績は最下位である。上司からは「車」を売るのではなく「自分」を売るのだ、と言われ、客と親しくなり、自分に興味を持ってもらはなければ、商談にも乗ってこない、ということはわかっているので、見込み客を自腹で呑み屋に誘った。

しかし、面白くもない話を自覚はしているが改めようがなく喋っているので相手は迷惑そうである。

自動車の知識があれば相手を説得できるかと思って、自動車工学専攻の人も顔負けする程勉強したこともあったが、客を感心させたところで買ってくれるとは限らない。

最近では、朝、起床しても心臓がドキドキして出勤するのがつらい。店に来ている客は、車を買いたいと思って来ている筈であるが、自分が話を始めても無理して喋っているので、商談にならない。

こうなると、人に会うのがこわくて、わざと客と会うのを避けて、コーヒー店で時間を過ごしたりしていることが多い。「今月もまだ一台も売れていない」と、いつも自分を責めているが、いつまでも会社に迷惑をかけるわけにいかない、と思っている。

彼は一流大学卒である。親には、口がさけても自分のみじめな状況を話せない。こうなると「重大な決心」をしなければならない、となる。

私は彼に、「あなたはどう思っているかしらないが『うつ』です」と言って、面接治療を提案した。

彼は、実情が何か知って逆に安心した。

本文にもあるとおり、「うつ」の人は、自分がきびしいという自覚はない。だから、自分にやさしくなるということを目標に治療をすすめる。

彼は、次第に自分自身の発想法が、客との関係を阻害していることを知る。

このことは大きな前進である。だが、それは、心理的側面での進歩にすぎない。確かに軽度の「うつ」はそれによって顕著な改善がみられる。

しかし、セールスのような目に見える成果や業績がはっきりわかるような仕事の場合、契約や数値など「社会的現実」が改善しないなら、いくら「自分にやさしくなった」としても、「現実」が自分を責める。

たとえば、「車が一台も売れていない」とか、「食べ汚した食器類が洗わずそのままになっている」とか「片付けができない」「報告書を仕上げなければと思っても一日延ばしで放置している」という「現実」が改善しなければ、「うつ」は治らない。

われわれは、「心理」も扱うが、このような「社会的現実」の改善も援助しなければ、「うつ」は治ったことにならない、と思っている。

このような新しい視点と方法を「心理社会療法 Psycho-Social Therapy」と言っている。それは、「うつ」の患者さんの回復にもっとも役立つ治療法だと考えている。

今回、専らこの種の専門書を扱っておられる金剛出版、社長立石正信氏に当方の意向をお伝えし、出版の依頼をしたところ快諾していただいたことを心から喜んでいる。また、編集、校正には種々有益な助言と提案をいただいた出版部、中山真実さんには、普通の謝辞だけでは尽くせぬお世話になった。慎んで御両人に「ありがとうございました」と申述べたいと思います。

二〇一〇年三月一日　新潟県の月例「治療研修会」の会場「華鳳」にて

著者　**黒川昭登**

「うつ」について、ご質問があれば左記にお電話していただいて結構です。

心理社会療法研究所

電話（〇七五）三五二一―三四三一

◆著者略歴

黒川昭登《くろかわあきと》
皇學館大学名誉教授・龍谷大学名誉教授

経歴

大阪家庭裁判所調査官、家裁調査官研修所研究員、慶応大学医学部精神神経科研究生、大阪市立大学専任講師、桃山学院大学社会学部教授・同社会学部長、龍谷大学社会学部教授・同地域総合研究所長、関西福祉大学社会福祉学部長、皇學館大学社会福祉学部教授、第一福祉大学教授等を歴任。

著書

『家族福祉論』（岡村重夫と共著、ミネルヴァ書房、一九七一）
『非行をどのように治すか』（誠信書房、一九七八）
『福祉はいかにあるべきか：市民福祉の現状と課題』（誠信書房、一九八三）
『家族福祉の理論と方法』（誠信書房、一九八六）
『臨床ケースワークの基礎理論』（誠信書房、一九八五）
『臨床ケースワークの診断と治療』（誠信書房、一九九六）
『現代介護福祉論：ケアーワークの専門性』（誠信書房、一九八九）
『不登校カウンセリング：母子関係の改善でよくなる』（朱鷺書房、一九九七）
『幻聴・不安の心理治療：人間的理解の必要性』（共著、朱鷺書房、二〇〇〇）
『少年非行とカウンセリング』（共著、朱鷺書房、二〇〇二）
『うつと神経症の心理治療：「自分」とインナーペアレント』（朱鷺書房、二〇〇三）
『児童虐待の心理治療：必要なのは「しつけ」より愛情』（朱鷺書房、二〇〇五）　等多数。

「うつ」からの回復：新しい心理社会療法

二〇一〇年四月二三日　印刷
二〇一〇年四月二八日　発行

著　者　黒川昭登
発行者　立石正信
発行所　株式会社　金剛出版
〒一一二－〇〇〇五　東京都文京区水道一－五－一六
電　話　〇三－三八一五－六六六一
振　替　〇〇一二〇－六－三四八四八

印刷／あづま堂印刷(株)　製本／誠製本(株)
ISBN978-4-7724-1131-8　C3011　Printed in Japan　©2010

子どもと若者のための
認知行動療法ガイドブック
上手に考え，気分はスッキリ

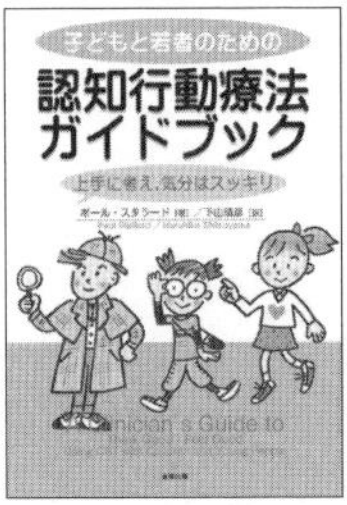

ポール・スタラード著／下山晴彦訳

B５判　190頁　定価2,730円

不安障害，恐怖症，抑うつ，強迫性障害，PTSDなど子どもに多く見られる疾患や問題を対象に，従来の認知行動療法的技法に加え，イメージやリラクゼーション，お話作りなどの技法を合わせ，子ども向きのCBTをパッケージング。また，子どもの特性，背景にある理論，実際の臨床場面で使用できる付属のワークシート，「親訓練プログラム」の詳しい解説などを加え，より包括的な援助ができるようになっています。

個人面接だけでなく，教室などのグループを対象とした心理教育や予防活動などにも幅広く応用できる，実用的な１冊です。

弁証法的行動療法
思春期患者のための自殺予防マニュアル

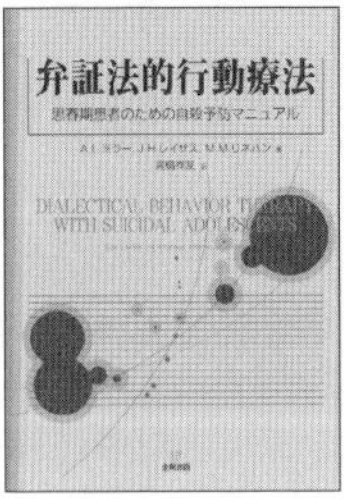

A・L・ミラー，J・H・レイサス，M・M・リネハン著／高橋祥友訳

A５判　480頁　定価6,825円

本書は，思春期自傷行為や自殺行動にとくに効果のある「弁証法的行動療法（DBT)」についての最新の解説書（技法マニュアル）である。自傷と自殺だけでなく，境界性パーソナリティ障害，うつ病，薬物乱用，摂食障害，行為障害，不安障害等，さまざまな問題を抱えた思春期患者に応用可能な治療プログラムが詳しく紹介されている。さらに巻末には，スキル訓練やマインドフルネス練習のためのパンフレットやプログラムなど，臨床に役立つ豊富な付録も収録されている。

うつ病の力動的精神療法

F・N・ブッシュ，M・ラデン，T・シャピロ著
牛島定信・平島奈津子監訳
Ａ５判　258頁　予価3,990円

最近，うつ病の軽症化とともに，「うつ」と「躁」の状態を繰り返す症状の増加が指摘されてきています。本書では，その背景に「怒り」や「攻撃」などの感情・情動が働いていることを見出し，精神分析的なアプローチが有効であることを豊富な症例とともに示しています。著者らは，すでにパニック障害の治療でもその有効性を実証していて，今後，うつ病への適用が期待されています。

ナラティヴ・エクスポージャー・セラピー
人生史を語るトラウマ治療

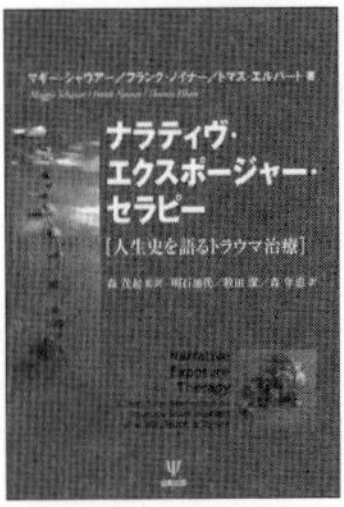

M・シャウアー，F・ノイナー，T・エルバート著
森　茂起監訳／明石加代・牧田　潔・森　年恵訳
Ａ５判　176頁　定価2,940円

本書は，ナラティブ・エクスポージャー・セラピー（NET）を紹介するはじめての実践マニュアルである。

NETはトラウマ性ストレスとPTSDに有効な新しい短期療法であり，ヨーロッパを中心に，トラウマ性ストレスへの強力な治療法として認められている。長期にわたって多数のトラウマ的出来事を経験しながらも継続的介入を受けることが困難なサバイバーに，効果的な治療を提供するものである。子どもにも有効な技法であり，子ども版は「KIDNET」と呼ばれる。

今までの実践から，一定程度の症状低減がもたらされるために，最低３～６回の治療セッションを要することが分かっている。比較的短期で治療効果が期待できるために，日本でも，虐待やトラウマ的喪失体験を経験した子どもや，同様の体験を生活史に持つ成人などを対象として，幅広い臨床現場への適用を期待できる。

価格は消費税込み（5%）です